DES

CAS DE DYSTOCIE

APPARTENANT AU FŒTUS.

Ouvrages du même auteur.

Etude bibliographique sur les maladies des femmes, in-8° ; chez P. Asselin, libraire, place de l'École-de-Médecine.

Syphilographes et syphilis, in-8°; chez Masson, libraire, rue de l'Ancienne-Comédie.

Paris. — RIGNOUX, Imprimeur de la Faculté de Médecine,
rue Monsieur-le-Prince, 31.

DES

CAS DE DYSTOCIE

APPARTENANT AU FOETUS,

Par le Dr D. JOULIN.

PARIS.

F. SAVY, LIBRAIRE-ÉDITEUR,

rue Hautefeuille, 24.

—

1863

DEUX MOTS D'INTRODUCTION.

Les cas de dystocie par cause fœtale se présentent rarement à l'observation ; ce sont donc, en quelque sorte, des exceptions que j'ai à étudier dans ce travail.

Mais, lorsqu'on donne une grande étendue aux recherches, les cas exceptionnels se comptent, puis ils deviennent plus nombreux, enfin ils forment des groupes, et on peut alors les soumettre à la classification.

C'est ce qui m'est arrivé pour les cas de dystocie appartenant au fœtus. J'ai groupé les exceptions, et j'ai pu en réunir un nombre assez important pour ajouter aux chapitres connus, des chapitres entièrement nouveaux, et dont le cadre n'existe même pas dans nos auteurs.

Tels sont ceux où la dystocie fœtale reconnaît pour cause l'*inclusion parasitaire*, — l'*adhérence du fœtus à la matrice ou aux éléments de l'œuf*, — les *difformités du système osseux*.

J'ai divisé l'étude de mon sujet en onze classes, et j'ai adopté dans leur exposition l'ordre suivant :

Ire CLASSE. — Excès de volume du foetus sans altération morbide.

IIe — Excès de volume par développement pathologique.

IIIe — Présentations ou positions vicieuses.

IVe — Procidence ou direction vicieuse des membres.

V^e^ — Inclusion parasitaire.

VIe — Présence de foetus multiples adhérents.

VIIe — Erreur de lieu dans le développement du foetus.

VIIIe — Réunion ou fusion d'une partie du foetus avec l'utérus ou ses annexes.

IXe — Difformités.

X^e^ — Ruptures et lésions produites par le foetus.

XIe — Tumeurs.

Pour ne pas donner un développement trop considérable à ce travail, j'ai résumé la plupart des observations qui en font la base, mais j'ai eu soin de conserver scrupuleusement leur physionomie.

DES

CAS DE DYSTOCIE

APPARTENANT AU FOETUS.

Ire CLASSE.

Dystocie causée par le développement physiologique exagéré du fœtus.

EXCÈS DE VOLUME DU FOETUS.

Cette cause de dystocie n'est pas généralement acceptée. Cazeaux, dans son traité (p. 659), dit formellement à ce sujet : « Quelque volumineux qu'on suppose l'enfant au moment de la naissance, il est impossible d'admettre, à moins de supposer un rétrécissement du bassin, que le volume seul du fœtus puisse constituer un obstacle à l'accouchement spontané. »

Il considère comme *impossible* que cette cause s'oppose à l'accouchement *spontané*. L'affirmation de ce regrettable maître est complétement démentie par les faits, et si la grosseur seule du fœtus, isolée de toute complication, est une cause assez rare de dystocie, il est cependant des exemples déjà nombreux qui prouvent d'une manière évidente qu'elle peut nécessiter l'emploi des moyens les plus extrêmes.

EXCÈS DE VOLUME DE LA TÊTE.

Les Allemands admettent que l'obstacle peut résider dans le volume seul de la tête, et ils signalent, outre l'excès de grosseur, un phénomène d'ossification peu étudié en France, et qui complique encore la situation : c'est le développement d'os wormiens qui ossifient les fontanelles.

Saxtorph (*Mémoires sur différents sujets d'accouchements*, publiés par Schell, p. 255; Copenhague, 1803) admet que des têtes très-volumineuses présentent un écartement exagéré des fontanelles et sutures, sans qu'il y ait hydrocéphalie. Dans ces cas, il a vu des os wormiens ayant à la grande fontanelle 1 pouce et demi de long sur 1 pouce de large, et à la fontanelle occipitale 1 demi-pouce de longueur sur un quart de pouce de largeur.

Goeden, cité par Hohl (*Manuel des accouchements*; Leipzig, 1855), a fait la même observation.

Lower (*Recueil de Casper*, 1839, nº 39, p. 632) cite un cas dans lequel les fontanelles étaient tellement ossifiées sur une tête volumineuse, que l'accouchement s'est terminé par la mort de la mère et de l'enfant.

Hohl (*loc. cit.*) dit avoir plusieurs fois lui-même observé de ces ossifications.

J'ai, de mon côté, constaté, dans mes expériences sur la réductibilité de la tête du fœtus, que certaines têtes d'enfants à terme, dépourvues cependant d'os wormiens, présentaient des résistances extrêmement variables à la compression. Si, par exemple, je devais employer, pour faire passer l'une d'elles par un rétrécissement donné, une force égale à 30 kil., je devais en employer 32 ou 35 pour obtenir le même résultat sur une autre d'un volume exactement semblable, présentant un diamètre égal dans les fontanelles.

J'attribue à une épaisseur plus grande des os, qui se prêtaient moins au chevauchement, l'excès de forces que j'ai été obligé d'employer.

Il faut donc encore tenir compte de cet élément de résistance pour les têtes volumineuses, et, si à leur développement considérable se joint une diminution du degré normal de réductibilité, même en l'absence de points d'ossification surnuméraires, on subira nécessairement une aggravation dans la cause de dystocie.

Les cas de dystocie causés par le développement exagéré du fœtus se sont présentés, à moi assez fréquemment dans mes recherches; je me contenterai d'en choisir quelques-uns appartenant à des auteurs dont l'autorité scientifique en garantira l'exactitude.

Dans sa 29e observation, Mauriceau rapporte que le volume de la tête était un obstacle à l'accouchement, qui fut terminé avec le crochet, après que le travail eut duré cinq jours.

De Lamotte (*Traité d'accouchements*, t. II, p. 762) cite un exemple de dystocie par volume extrême de la tête, et qui nécessita l'intervention. « Il nota, dit-il, qu'au lieu de trouver les os chevauchant les uns sur les autres, ils étaient au contraire fort ronds, durs et de niveau. »

Faut-il voir là une ossification des fontanelles, on ne saurait le dire; mais la résistance anormale que la boîte crânienne opposait à la contraction utérine, et l'absence complète de réductibilité de la tête, permettent de croire qu'il y avait là quelque chose d'analogue à ce que Hohl a observé. Dans une observation rapportée par M. Tarnier dans sa thèse de concours pour l'agrégation, page 199, le Dr Hericé Legros a noté, dans un cas de dystocie tenant au volume de la tête du fœtus, que le crâne était rond, au lieu d'être ovoïde, et que les os étaient le siége d'un travail hypertrophique qui en avait augmenté l'épaisseur.

La conduite à tenir dans ces cas de dystocie est fort embarrassante; le volume du fœtus ne peut guère être apprécié lorsqu'il est encore dans la cavité utérine, et le praticien qui constate l'arrêt du travail dans un bassin paraissant bien conformé se décidera probablement à agir activement avant que la véritable cause de dystocie lui soit connue; il interviendra au moyen du forceps ou du céphalotribe, selon les difficultés que le volume du crâne présentera à l'extraction.

On a proposé la version, mais je la repousse complétement pour les cas où le diagnostic permettrait de constater un défaut de proportion dans les diamètres des parties dures maternelles et fœtales.

Cette pratique, déjà ancienne, puisqu'elle remonte à Burton (1753), qui a pu, un des premiers, choisir entre la version et le forceps, a été exhumée par Mme Lachapelle, qui n'a point dit mot de l'accoucheur anglais; puis par M. Simpson, lequel ne cite pas plus Burton que Mme Lachapelle.

Burton, à l'appui de sa doctrine, ne présente que deux faits (*Système nouveau et complet de l'art des accouchements*, t. II, p. 292 et 323), et ces deux faits sont la condamnation de sa manière de voir; car ils sont malheureux, et aucun succès ne vient les faire oublier.

Mme Lachapelle, dans son onzième mémoire (*Pratique des accouchements,* tome III), où elle préconise la version, donne pour conclusion des chiffres qui montrent une grande proportion de succès. Puis, lorsqu'on examine une à une les observations sur lesquelles les conclusions s'appuient, on voit que par une erreur inexplicable, elle a transformé en succès les résultats les plus désastreux et pour la mère et pour l'enfant.

M. Simpson établit en 1847, dans *Provincial medical journal,* les avantages de la version sur le forceps, à propos des cas de disproportion entre les diamètres maternels et fœtaux. Ce travail de théorie repose sur quoi? Sur UNE SEULE observation, et encore cette observation laisse beaucoup à désirer. M. Simpson a reproduit, en 1855, ce mémoire dans son ouvrage intitulé : *Simpson's obstetrics works*, il y ajoute une troisième partie, et, pendant ces huit années, il ne trouva dans son immense pratique que trois observations à ajouter à ses 120 pages de théorie ; et encore, sur les trois, il n'en est qu'une seule qui puisse être prise en considération.

La doctrine est fausse et mauvaise, elle ne mérite pas de prendre racine dans la science, et je n'en aurais dit mot, si Cazeaux, dans son ouvrage, n'avait accordé à ces idées une hospitalité trop courtoise, où la bienveillance tient une plus large place que l'esprit de critique scientifique.

Dans les cas de disproportion entre la tête trop volumineuse du fœtus et les diamètres du bassin, la version doit donc être absolument rejetée, et on aura recours à l'application du forceps ou du céphalotribe.

M. Simpson a publié en 1844, dans *Edinburgh medical and surgical journal*, un mémoire plus scientifiquement exact, pour démontrer que les fœtus mâles étaient plus volumineux que ceux du sexe féminin, et la nécessité plus fréquente de l'intervention, dans le cas de la première espèce. Malheureusement, dans la question qui nous occupe, cette indication n'a qu'une importance très-secondaire, et ce n'est que dans les présentations du siége qu'on pourrait, jusqu'à un certain point, tenir compte des observations de l'accoucheur anglais.

Mais, si le praticien, pris au dépourvu dans un cas de cette nature, est livré à ses inspirations et subit les embarras de la situation, ne pourrait-il pas, à la rigueur et dans de certaines limites, en prévenir le retour ? Il est une indication, formulée par un de nos maîtres, qui consiste à noter l'influence que la stature du père exerce sur les produits de la conception. On a en effet remarqué que certains hommes vigoureux, et d'un grand développement corporel, procréaient des enfants dont le volume, à chaque grossesse, était au-dessus de la moyenne.

M. le professeur Depaul, dans le *Bulletin de thérapeutique* (juillet et août 1849), a établi sur des faits que la diminution des aliments chez la mère, combinée avec les saignées, avait une influence très-notable sur le volume des fœtus. Cette doctrine peut être utilisée dans les cas où des accouchements antérieurs ont nécessité, à cause du volume des fœtus, une intervention au moment de l'accouchement.

En général, chez les enfants ayant une tête volumineuse, dont la forme n'est pas altérée par une maladie, le volume de la tête s'accompagne d'un égal développement du corps.

EXCÈS DE VOLUME DE LA POITRINE ET DES ÉPAULES DU FOETUS.

Levret, dans un mémoire ayant pour titre : *Cause particulière de l'accouchement laborieux*, a voulu établir que l'accouchement pouvait être retardé ou rendu impossible par l'arrêt des épaules au détroit supérieur, le corps étant en situation *latérale,* c'est-à-dire une épaule sur le pubis, l'autre sur l'angle sacro-vertébral. Il donna trois observations de ces faits dans lesquels l'accouchement fut assez laborieux pour amener la mort des trois enfants et d'une mère au moins. Comme le volume des fœtus était ordinaire, il est fort probable que l'auteur a eu affaire à des causes de dystocie qui lui échappèrent, et sa doctrine fut bientôt complétement oubliée.

Les observations de Levret ne sont point en général à l'abri de la discussion, et on est véritablement surpris que des enfants de stature *ordinaire* aient déterminé des complications si graves pour lui, qui a pu, au moyen d'une simple application de forceps, amener un fœtus pesant *près de 25 livres, poids de médecine* (*Mémoire sur l'utilité du nouveau forceps courbe,* p. 192).

En ces derniers temps, M. Jacquemier reprit cette question d'une manière plus scientifique, et, dans un bon mémoire ayant pour titre : *du Volume de la poitrine et des épaules du fœtus considéré comme cause de dystocie,* il a démontré que la tête n'était point la seule région dont l'excès de volume pût s'opposer à l'expulsion, et que la poitrine et les épaules pouvaient, sans que le crâne fût plus gros qu'à l'état normal, être à l'accouchement un obstacle assez invincible pour qu'on soit obligé d'avoir recours à une intervention sérieuse. Les fœtus se sont toujours présentés dans les conditions normales, le diamètre bi-acromial en rapport avec le diamètre oblique du bassin, la tête s'est engagée avec facilité; mais le haut du tronc, trop volumineux, a formé le seul arrêt au travail; et non-seulement cet obstacle s'est manifesté au détroit supérieur, mais encore, lorsque l'engagement s'est fait, l'arrêt a pu se reproduire au détroit inférieur.

Hohl (ouvrage cité, p. 681) dit que parfois la perforation du crâne a été appliquée pour de prétendus excès de volume de la tête, et qui appartenaient simplement à l'excès de largeur des épaules. Il a pu, dans deux cas qui lui sont personnels, vérifier cette cause de dystocie survenue chez des femmes ayant un bassin parfaitement normal. (Mémoire publié dans le *Nouveau journal d'accouchements et de maladies des femmes*, t. XX, p. 92 et suivantes.)

Adelmann, dans le même recueil (t. VIII, p. 410), cite un cas survenu chez une femme qui avait eu antérieurement trois accouchements spontanés; le quatrième enfant présentait un diamètre bi-acromial tellement exagéré, que, pendant l'extraction, les deux épaules se trouvèrent en contact en avant, et le sternum rapproché de la colonne vertébrale.

J'avoue que, jusqu'à la publication du mémoire de M. Jacquemier, j'avais cru que là où la tête avait passé, le corps suivrait sans beaucoup de peine, et, dans des expériences sur le passage du fœtus à travers des rétrécissements artificiels, j'avais vu, lorsque la tête du fœtus avait franchi l'obstacle avec des difficultés prodigieuses, le corps suivre avec une certaine facilité.

Mais le caractère scientifique de l'observateur et les observations qu'il rapporte me permettent d'autant moins de mettre en doute cette cause de dystocie, que j'en ai trouvé des exemples que je vais citer et qui l'établissent d'une manière irrécusable.

M. Jacquemier apporte à l'appui de sa doctrine le contingent de neuf observations; cependant, il faut bien le reconnaître, elles ne se présentent pas toutes avec la cause de dystocie dans son état de pureté; il existe parfois des complications qui en atténuent un peu la valeur, et dans celles, plus nombreuses, qu'il cite des anciens, il serait difficile de démontrer que le volume de la partie supérieure du tronc a été la seule cause de dystocie.

Je rapporterai seulement la première des observations de l'auteur.

Obs. I. — Dans le courant de mars 1848, je fus appelé rue des Trois-Frères pour terminer un accouchement laborieux; il s'agissait d'une femme âgée d'une trentaine d'années qui était en travail de son troisième enfant, et qui souffrait depuis environ dix-huit heures. La sage-femme qui l'assistait m'apprit que le travail avait marché assez vite jusqu'au moment où la tête avait commencé à s'engager dans le détroit inférieur, mais qu'à dater de ce moment et depuis environ dix heures, malgré des douleurs répétées et soutenues qui soulevaient déjà le périnée, l'expulsion n'avait plus fait de progrès sensibles. En effet, quoiqu'il n'y eût plus, à ce moment, que des contractions faibles et éloignées, le périnée restait légèrement saillant, et la tête, qui se présentait en position occipito-cotyloïdienne gauche, encore un peu oblique et aussi bien située que possible, commençait à s'engager sous l'arcade des pubis. Le périnée était souple et peu résistant; le bassin, bien conformé, était large plutôt que moyen; d'ailleurs deux accouchements antérieurs, où la période d'expulsion avait été chaque fois très-courte, bien que les enfants fussent d'un volume remarquable, excluaient l'idée d'un détroit inférieur resserré ou d'un périnée très-résistant. A en juger par l'état présent des choses, on pouvait croire à un défaut d'action de la part de l'utérus, bien que des renseignements précis ne me permissent pas de douter que les efforts d'expulsion avaient été longs et soutenus. L'application du forceps fut ce qu'elle est en pareil cas, aussi simple que facile. Mais il n'en fut plus de même de l'extraction de la tête, qui, après avoir avancé de deux travers de doigt environ, offrit une résistance telle qu'il ne fallut pas moins d'une demi-heure d'efforts soutenus et énergiques pour amener les bosses pariétales au dehors; encore fus-je obligé de refouler en arrière le périnée avec la main pour la dégager entièrement. Si, dès les premières tractions à l'aide du forceps, on devait soupçonner que la résistance était placée derrière la tête, cela devenait de toute évidence par l'accroissement de la résistance à mesure que la tête était entraînée à travers le périnée et la vulve minces et souples: aussi mon premier mouvement fut-il de porter l'indicateur autour du cou, croyant y rencontrer le cordon. Je fus effrayé en reconnaissant que le cou de l'enfant avait dû supporter tous les efforts d'extraction.

La tête ne fut pas plutôt abandonnée, qu'obéissant à un mouvement de retrait, elle vint s'appliquer avec force contre le périnée. Quelques mouvements des lèvres et les battements du cœur annonçaient que le fœtus était vivant. La tête était d'abord si exactement appliquée contre les parties, qu'il me fut impossible d'atteindre aux aisselles avec les doigts. Comme les tractions avec le forceps avaient ramené les douleurs, je me décidai à tirer sur la tête dans le sens le plus favorable au dégagement des épaules, pendant que je recommandais à la femme de faire des efforts d'expulsion. Ces tractions, assez longtemps continuées, n'eurent d'autre effet que de rendre la base de la tête moins exactement appliquée contre le périnée. Je pus alors introduire la main en arrière, et porter l'indicateur sur l'aisselle qui se trouvait correspondre à peu près vers le milieu de la symphyse sacro-iliaque gauche; mais il me fut impossible d'atteindre à l'aisselle qui était en avant. J'exerçai de nouvelles tractions en embrassant la racine du bras avec la main entière et en agissant simultanément sur l'aisselle et sur la tête. Mais je n'obtins d'autre résultat qu'un léger mouvement de rotation : les épaules, qui jusque-là étaient restées dans leur situation oblique primitive, vinrent se placer, l'une dans la courbure du sacrum, l'autre derrière les pubis débordant en partie au-dessus de leur corps. Entendant toujours les battements du cœur, j'avais de la répugnance à appliquer un crochet mousse sur l'aisselle accessible, et je me décidai à dégager le bras en retirant ma main. Je ne fus d'abord guère plus avancé, l'épaule située en avant faisant toujours obstacle. Après quelques manœuvres inutiles, comme je pouvais atteindre non l'aisselle, mais la partie moyenne du bras correspondant, je parvins à le dégager à son tour, et alors des tractions énergiques exercées sur les deux bras ne tardèrent pas à entraîner la partie supérieure du tronc à travers le détroit inférieur. Toutes ces manœuvres pour entraîner les épaules et dégager les bras avaient duré plus d'une heure. L'enfant n'était pas dans un état de résolution complète, et au bout de huit à dix minutes, j'eus la satisfaction de le voir respirer pleinement. Mais j'avais fracturé, vers sa partie supérieure, l'humérus situé en avant.

Cet enfant, du sexe masculin, était remarquable par son volume. Il pesait, y compris une serviette qui l'enveloppait, 5 kilogrammes 500 grammes (11 livres); les dimensions des diamètres du crâne ne dépassaient pas très-sensiblement celles d'une tête volumineuse ordinaire, mais la différence était des plus prononcées pour la poitrine, dont le diamètre bi-acromial mesurait près de 16 centimètres (6 pouces).

Les suites de couches furent naturelles, et la fracture du bras se consolida promptement sans difformité, malgré le peu de soins apportés à maintenir les fragments.

Levret, pour faire cesser le prétendu enclavement des épaules, tournait vers le pubis l'occiput, qui regardait un des côtés du bassin, après avoir préalablement fait situer la femme sur les genoux et les coudes. On comprend que, dans les cas qui nous occupent, ce moyen n'aurait absolument aucun résultat. Les efforts de l'accoucheur, d'après M. Jacquemier, doivent tendre à porter ses tractions sur le creux axillaire, sur les bras, à les dégager de manière à ne pas faire supporter à la tête les efforts énormes que nécessite l'extraction.

Dans trois des observations que M. Jacquemier analyse, ces tractions ont déterminé l'arrachement de la tête; seulement il est difficile d'atteindre les bras et d'agir sur eux d'une manière efficace. En cas de difficulté trop grande, on aurait recours au crochet mousse. Enfin l'auteur entrevoit, comme possible, une opération sur le fœtus, et dit (p. 31) : « Il n'est pas douteux que l'embryotomie ne soit quelquefois nécessaire pour lever l'obstacle formé par la poitrine et les épaules ; dans plusieurs des observations que j'ai rapportées, il est certain qu'il eût été préférable d'y avoir recours. »

Je vais signaler des cas où la sombre hypothèse de notre excellent maître s'est réalisée et où le développement exagéré du tronc a nécessité l'embryotomie.

J'emprunte à la clinique d'un des plus dignes maîtres de l'obstétrique, à M. Stoltz, l'observation suivante :

Fœtus monstrueux. — Lisette St....., croyant avoir dépassé d'un mois l'époque de son terme, entra, le 4 janvier 1857, dans le service de M. Stoltz. Six accouchements normaux antérieurement.

A son arrivée à l'hôpital, le travail était commencé depuis longtemps ; la tête avait été dégagée, ainsi que le bras gauche, après une intervention manuelle. Ici la progression du fœtus s'arrête, malgré les plus énergiques efforts. Alors amenée à l'hôpital, M. le professeur Stoltz commença à pratiquer des tractions sur la tête, déjà presque arrachée en ville, et sur le bras, qui n'était point dans de meilleures conditions. Le fœtus, immobilisé, n'avança pas. Le savant professeur, fort embarrassé pour établir un diagnostic précis, finit par s'arrêter à l'idée qu'il existait un développement exagéré du corps.

Tout moyen de traction étant enlevé, M. Stoltz fit usage du crochet, qui dilacéra les points où on l'implantait, sans déterminer de mouvements de totalité. Enfin d'énergiques efforts amenèrent le dégagement de la poitrine et des épaules. Nouvelle immobilité. On fendit le ventre, on éviscéra le fœtus, et on le fit tourner de manière que son diamètre bitrochantérien fût en rapport avec le diamètre oblique du bassin; alors il fut expulsé.

La femme, le périnée complétement rompu, la vulve gangrenée, succomba au dixième jour.

Le fœtus pesait 5,600 grammes, sa taille mesurait 0,64 centimètres; le diamètre antéro-postérieur du thorax, 0,15, et le bitrochantérien, 0,15.

Le bassin de cette femme devait être extrêmement large, car la tête avait pu être extraite sans perforation, et elle présentait les diamètres suivants : bipariétal, 11 ; occipito-frontal, 15; occipito-mentonnier, 16. Le diamètre le plus important à connaître pour juger des difficultés de l'engagement, l'occipito-bregmatique, n'a pas été noté.

On trouvera cette observation plus détaillée dans la *Gazette médicale de Strasbourg*, 1857, p. 210.

Fœtus volumineux. — Dans cette observation, rapportée par M. Silbert (d'Aix), une femme multipare ne peut accoucher spontanément. M. Goyrand, appelé, fait deux applications inutiles de forceps, en désespoir de cause, tente la version, et la femme meurt sans être délivrée. Le volume de l'enfant était le motif qui arrêtait le travail. Il présentait le poids et les dimensions suivantes :

Poids, 7 kilogrammes.

Taille, 62 centimètres. Diamètre sus-occipito-mentonnier, 162 millimètres ; diamètre occipito-frontal, 139 millimètres ; diamètre occipito-bregmatique, 135, et en pressant, 128 millimètres. Diamètre bipariétal : l'état du crâne n'a pas permis de le déterminer. Circonférence occipito-frontale, 383 millimètres. Largeur des épaules, entre les deux moignons, 175 millimètres.

Circonférence de la portion supérieure du thorax, en y comprenant les deux bras, 463 millimètres.

Par une triste coïncidence, cette femme, qui avait accouché déjà une fois sans difficulté, avait le bassin régulièrement rétréci dans toutes ses dimensions : diamètre antéro-postérieur du détroit supérieur, 9 centimètres ; diamètre transverse, 12 centimètres ; diamètres obliques, 11 centimètres. (*Monit. des hôpit.*, 1857, p. 1070.)

Cazeaux (p. 650) admet, avec Dugès, que le diamètre occipito-bregmatique mesure *au plus* 11 centimètres, c'est-à-dire 1 centimètre de moins que le diamètre oblique. Dans l'observation que je viens de citer, le maximum accepté par Cazeaux est dépassé de 25 millimètres. On ne peut donc point accepter son opinion trop absolue : qu'*il est impossible d'admettre*, à moins de supposer un rétrécissement du bassin, que le volume seul du fœtus puisse constituer un obstacle insurmontable à l'accouchement *spontané*.

Voilà, comme on le voit, des dimensions qui dépassent considérablement les limites du maximum indiqué par Dugès et Cazeaux.

Le bassin de cette femme était rétréci, il est vrai, et pour cette raison l'observation est moins concluante. Cependant, si on considère que le plus petit diamètre antéro-postérieur de la tête, l'occipito-bregmatique, mesurait 135 millimètres, et que le diamètre maternel de l'excavation n'en présente ordinairement que 120, on sera bien forcé de convenir que l'obstacle eût pu être insurmontable dans un bassin normal, et que l'accouchement, surtout si on tient compte de l'étendue des autres diamètres, eût nécessité une intervention probablement mortelle pour le fœtus.

Smellie (obs. 4, t. II, p. 430) dit : « En 1730, on me demanda précipitamment pour aller au secours d'une dame en travail d'enfant. Il y avait longtemps que la tête était délivrée, et la sage-femme avait tiré dessus, par intervalle, avec beaucoup de violence, de sorte qu'avant que j'eusse le temps de me rendre auprès de la malade, elle se trouva délivrée d'un fœtus dont les épaules étaient extraordinairement grosses. Plusieurs sages-femmes m'ont souvent fait appeler dans des cas de cette nature où les enfants se sont trouvés morts. »

Dans l'observation 5, il reconnaît la même cause et les mêmes effets, et abaisse les bras du fœtus pour terminer. Dans l'observation 6, les conditions sont les mêmes; il recommande d'agir en abaissant une épaule.

De Lamotte, dans son observation 260 (p. 765), cite un fait identiquement semblable, et ce n'est qu'après un travail de quatre jours, terminé par une version, qu'il put délivrer la femme. La seule cause d'arrêt du travail était le volume de l'enfant.

Smellie (t. II, p. 382 à 400) cite 7 cas d'accouchements de fœtus très-volumineux, qui touchent aux extrêmes limites de l'observation de parturition spontanée. Il dit notamment, dans l'obs. 6, que si le bassin de la mère n'avait été extrêmement ample, il n'aurait jamais été possible de sauver l'enfant. Son intervention fut peu active, bien qu'il utilisa les moyens insuffisants que la science de cette époque mettait à sa disposition; car toutes ses observations, excepté la dernière (1750), sont antérieures à l'époque où il employa le forceps courbe, et il dit formellement (obs. 11) que s'il l'eût connu à cette époque, il l'eût employé.

IIe CLASSE.

Dystocie causée par le développement pathologique du fœtus.

A. HYDROPISIES.

HYDROCÉPHALIE.

Hydrocéphalie ; développement anormal de la tête. Je ne m'occupe ici que des épanchements considérables d'eau dans la cavité crânienne. Les infiltrations séreuses, dont parle Cazeaux (p. 652), qu'on rencontre très-rarement sous le cuir chevelu, et dont il cite cependant deux cas, n'ont probablement jamais donné lieu à de la dystocie, pas plus que les épanchements séro-sanguins qui se forment sous l'influence d'un travail prolongé. A la rigueur, les mouvements qu'exécute la tête dans l'excavation peuvent en être légèrement entravés, mais cela ne constitue pas un obstacle sérieux à l'accouchement.

Il n'en est pas de même des accumulations de liquide qui se font lentement dans la boîte crânienne, et qui peuvent atteindre des proportions si considérables, que, dans un cas d'hydrocéphalie observé par Wrisberg, la tête de l'enfant avait 27 centimètres de longueur et 81 de circonférence. Les difficultés ou l'impossibilité de l'accouchement seront donc en raison directe de la quantité de liquide contenu dans la boîte crânienne; il pourra se faire que le volume peu considérable de la tête permette un accouchement spontané, comme il est possible que l'intervention au moyen du forceps soit tout à fait insuffisante, et qu'il faille pratiquer la céphalotomie et vider le crâne. Cependant il peut arriver que l'accouchement ait lieu spontanément lorsque l'hydrocéphalie est considérable, c'est lorsque l'enfant est mort et macéré : la tête s'allonge, les os chevauchent, et l'engagement s'accomplit. Dans les commencements de ma pratique, j'ai été témoin d'un accouchement spontané dans ces conditions; la tête du fœtus était énorme, mais ne présentait qu'une faible consistance. J'avoue que j'avais complétement méconnu l'altération du crâne, et que je fus dans une grande perplexité jusqu'à ce que la vulve entr'ouverte eût laissé voir des cheveux, et que je pus reconnaître cette chose informe qui traversait l'excavation, et dont la détermination m'avait si fort embarrassé; car le diagnostic n'est pas toujours facile, et les éléments qu'en ont fournis les auteurs ne viennent point se grouper sous le doigt qui explore, aussi complétement qu'on semble le formuler. La présentation est élevée, peu accessible parfois, et la rareté de l'affection est cause que le diagnostic s'égare.

Et cependant, pour intervenir efficacement, il est utile au moins de connaître la cause qui nécessite l'intervention. Dans bien des cas, ce n'est qu'après avoir introduit la main dans la matrice qu'on pourra se rendre compte exactement de la lésion; mais, dans les présentations du siége (qui sont, dans ces circonstances, très-fréquentes, si on en croit la proportion de 1 sur 5 indiquée par Scanzoni), les difficultés sont beaucoup plus sérieuses encore, et le diagnostic flotte incertain parmi toutes les causes qui peuvent retenir la tête au-dessus du détroit supérieur.

L'intervention, dans les présentations du sommet, consiste à appliquer le forceps; puis, s'il échoue, la ponction au moyen d'un trois-quarts. On doit la préférer à une incision, car on admet que l'enfant peut naître vivant après l'évacuation du liquide.

On a proposé la version, et Cazeaux ne la repousse pas. Ce que j'ai dit de cette opération, à propos du volume exagéré de la tête, me dispense d'y revenir.

Dans les présentations du siége, lorsque la possibilité d'extraction est bien constatée et qu'on a fini par établir un diagnostic exact, les efforts doivent tendre à pratiquer une perforation de l'occipital, ou à pénétrer dans le crâne par les cavités orbitaires, ou encore, comme M. Malgaigne l'a fait pour un cas, à conduire un crochet aigu dans la matrice et à le faire pénétrer à travers la fontanelle. Il serait possible quelquefois de vider le crâne en pratiquant une ouverture au canal rachidien, et de faire pénétrer par cette ouverture une sonde qu'on conduirait jusque dans la boîte crânienne, si la simple ouverture n'était pas suffisante.

Je me dispense de citer des observations d'hydrocéphalie; elles sont si nombreuses dans la science que leur notation ne présenterait aucun intérêt.

HYDROTHORAX.

Peu (*Pratique des accouchements,* p. 382) a noté l'hydrothorax en ces termes : « Si la poitrine ou le bas-ventre sont aussi remplis d'eaux ou de vents, il les faut vider; cette opération n'est pas de petite conséquence. »

Depuis Peu, les auteurs qui ont parlé des hydropisies du fœtus ont tous parlé de l'hydrothorax, on en a même fourni les éléments du diagnostic;

seulement je doute qu'elle ait été jamais observée par les auteurs français, qui en ont parlé à l'état d'isolement et sans ascite concomitante; au moins je n'en ai pas trouvé une seule observation dans mes recherches.

Cependant Hohl dit (*loc. cit.*, p. 710) en avoir observé deux cas dans sa pratique, sans que l'abdomen participât à la lésion. Gottel a fait la même observation sur un fœtus de 7 mois. Dans ces cas, la quantité de l'épanchement a été assez considérable pour nécessiter l'intervention.

Hydropisie ascite. — De Lamotte (*Traité des accouchements*, t. II, p. 982), chez une femme en travail depuis deux jours, fit l'extraction de l'enfant par le sommet jusqu'aux épaules; mais alors il fallut agir avec beaucoup de force pour l'extraire complétement. La difficulté tenait au développement du ventre, distendu par trois pintes (3 kilogrammes) d'eau brune tirant sur le vert. L'enfant avait succombé.

Dans l'observation 337 (p. 987), l'obstacle opposé par l'ascite à l'accouchement fut assez considérable pour qu'on arrachât la tête du fœtus, sans pouvoir l'extraire. Il pratiqua la version avec les plus grands efforts, et parvint enfin à amener un enfant, dont le ventre contenait des eaux claires et sans odeur, aussi abondantes que dans le cas précédent.

HYDROPISIE DU TISSU CELLULAIRE.

Hohl prétend qu'elle n'a pas une grande importance comme cause de dystocie ; cependant elle est utile à noter, elle se lie souvent à l'ascite. Schurig en a observé huit cas où l'hydropisie était généralisée ; les enfants sont morts sinon pendant l'opération, au moins immédiatement après : dans le cas d'Osiander, dix minutes après la naissance ; un quart d'heure, Meismer ; douze heures, Carus. (Hohl, 607.)

Hydropisie généralisée. — De Lamotte (*Traité des accouchements*, p. 984) cite un cas dans lequel, après des tractions si énergiques qu'il fut obligé, pour terminer l'accouchement, d'appuyer un pied contre le lit, il amena un enfant qui vécut encore quelques heures, et qui présentait, dit-il, « une « hydropisie universelle qui occupait tout le corps « et le rendait d'une grosseur énorme, mais surtout « le ventre, qui contenait cinq chopines ou trois « pintes d'eaux, mesure de Paris, qui étaient fort « claires ; en sorte que cet enfant pesait environ « 16 à 17 livres, quoique les plus gros n'en pèsent « pour l'ordinaire que 13 à 15. » (Observation 336.)

B. DYSTOCIE PAR PRODUCTION DE GAZ.

EMPHYSÈME GÉNÉRALISÉ.

C'est seulement lorsque le fœtus est mort, et que la rupture des membranes a donné accès à l'air dans la cavité de l'œuf, que l'emphysème se développe. Les observations qu'on en rencontre dans la science sont assez rares. Cazeaux en attribue deux à Merriman, sans indication bibliographique; j'en ai trouvé un cas moins intéressant, car il existait un rétrécissement qui a nécessité l'opération césarienne ; ce dernier, appartenant à la clinique de M. Dubois, a été publié dans le *Journal de médecine et de chirurgie pratiques*, avril 1855. Enfin il en est deux autres dont je donnerai l'observation complète : le premier est dû à M. le professeur Depaul, et l'autre à M. Legouais, chirurgien de la Maternité de Nantes. Je dois ce dernier à l'obligeance de M. Anger, interne distingué des hôpitaux de Paris.

Observation emphysème général du fœtus, comme cause de dystocie, par M. Depaul. — M. Depaul fut appelé auprès d'une primipare âgée de 41 ans, en travail depuis trois jours. Dès l'origine, contractions utérines énergiques; après vingt-quatre heures, on avait donné, à trois reprises différentes, du seigle ergoté, sans aucun changement. Dans les premières heures du second jour, la dilatation étant à peu près complète, M. Chassaignac opéra la rupture, et il s'écoula un liquide verdâtre qui lui fit supposer la mort de l'enfant.

Les contractions utérines parurent se ranimer pendant quelques heures; la tête était élevée et s'enggeait à peine au détroit supérieur.

Le travail durant depuis cinquante-deux heures, alors application du forceps. Nombreuses tentatives à la suite desquelles on parvint à extraire la tête, mais en produisant des fractures et la disjonction de plusieurs os ; il fut impossible à M. Chassaignac d'engager le thorax.

M. Depaul arriva alors, il trouva la malade dans un sentiment extrême de faiblesse ; il procéda à l'examen. La tête de l'enfant était déformée et vidée, verdâtre, exhalant une odeur fétide, et pendait entre les cuisses de la femme.

L'abdomen de la femme, considérablement distendu, donnait le son de la tympanite la plus prononcée.

M. Depaul soupçonna alors que la difficulté était due à la putréfaction de l'enfant et à un développement considérable de gaz dans les tissus et la cavité utérine.

Il crut reconnaître que le bassin était un peu rétréci au détroit supérieur.

Il essaya des tractions sur le cou ; mais la résistance énorme qu'il avait à vaincre, la facilité très-grande avec laquelle les vertèbres se séparaient, les résultats nuls qu'il retira de l'application des crochets, l'engagèrent à recourir au céphalotribe.

Il l'introduisit sans difficulté sur les côtés du bassin ; il le serra de manière à obtenir une réduction considérable et un moyen de traction solide. Pendant ces manœuvres, exhalaison d'une quantité considérable d'un gaz infect par le vagin.

Il fit des tractions assez fortes, la poitrine s'engagea, et bientôt l'enfant tout entier fut extrait. Cette opération dura cinq minutes.

Le retrait de l'utérus expulsa encore des gaz , il s'écoula un peu de sang. Un quart d'heure après, M. Depaul fit la délivrance, et ce fut alors qu'il lui fut possible de constater un rétrécissement du diamètre antéro-postérieur du détroit supérieur, qui avait perdu un pouce.

L'enfant, naturellement très-gros, avait des membres

dont le volume était au moins doublé par une infiltration de gaz qui avait pénétré les tissus cellulaires superficiel et profond.

L'abdomen et le thorax étaient aussi énormément développés.

La malade mourut six heures après. (*Journal de chirurgie* de M. Malgaigne, 1845, t. III, p. 153.)

Fœtus emphysémateux. — Dans le courant de mai 1859, on amena à la Maternité de Nantes une femme déjà en travail depuis trois jours, et chez laquelle le forceps avait déjà été appliqué trois fois sans résultat.

Quand la malade arriva à l'hôpital, elle était très-épuisée ; le ventre extrêmement douloureux ; l'utérus était énorme, occupait tout l'abdomen, régulièrement conformé, très-dur ; on ne percevait à la palpation aucune des parties du fœtus. La tête se présentait manifestement, elle avait franchi l'orifice du col et paraissait extrêmement volumineuse. Le cuir chevelu semblait très-tuméfié.

Le forceps fut appliqué de nouveau par M. Legouais, chirurgien de la Maternité ; plusieurs tentatives furent faites sans résultat, et enfin, dans la soirée, six heures environ après l'entrée de la malade, une dernière tentative réussit à extraire un enfant énorme, dégageant une odeur infecte, et présentant sur tout le corps un gonflement emphysémateux qui lui donnait un aspect informe ; l'abdomen météorisé, les membres gonflés, résonnant à la percussion. Les organes incisés laissèrent échapper de nombreuses bulles de gaz.

De Lamotte paraît avoir observé plus d'une fois l'emphysème généralisé, car il dit (*Traité des accouchements*, t. II, p. 993) :

« J'ai accouché beaucoup de femmes, dont les enfants, par le long séjour qu'ils avaient fait au sein de leur mère, après y être morts, sont venus enflés non-seulement de la tête et du ventre, mais de tout le corps, et cette enflure était la suite de la fermentation que causa la corruption qu'ils y avaient contractée, faute d'être secourus à temps. »

L'intervention, dans ces cas graves, vient d'être signalée par les auteurs dont je viens de donner les observations. On a dit que de simples ponctions seraient peut-être suffisantes pour donner issue aux gaz qui distendent tous les tissus; il est très-probable que des ponctions, même multipliées, sur le point accessible ne seraient d'aucune utilité pour permettre le dégagement des gaz qui infiltrent toute l'économie.

L'intervention doit être plus radicale, car la mère court des dangers qui s'aggravent par une expectation prolongée; il faudra donc réserver la ponction pour les cas où l'abdomen seul est distendu par des gaz, et pratiquer le broiement du fœtus au moyen du céphalotribe, comme l'a fait M. le professeur Depaul.

Cette pratique est d'autant plus sage que, dans les deux cas qui appartiennent à Merriman, les femmes eurent une rupture du vagin, déchiré par le volume énorme du fœtus.

TYMPANITE PARTIELLE.

Le dégagement putride des gaz peut, en quelque sorte, se localiser dans l'abdomen et être une cause de dystocie presque aussi sérieuse.

Tympanite abdominale.— Smellie (t. III, p. 6) fut appelé, en 1732, pour un accouchement laborieux ; la tête de l'enfant était parvenue assez facilement au fond de l'excavation, mais rien ne put la faire avancer davantage. Smellie ouvrit la tête, ouvrit le thorax ; enfin une application d'un crochet aigu sur le ventre permit de terminer l'accouchement. « Ayant examiné l'enfant, dit-il, je vis que la difficulté que j'avais éprouvée venait de ce que son ventre s'était prodigieusement tuméfié après sa mort. Le crochet avait ouvert le ventre, et l'enflure s'était affaissée. »

L'observation qui vient après celle-ci, dans l'ouvrage de Smellie, est relative à un fait de même nature.

« En 1753, je fus appelé par une sage-femme pour un cas pareil, dans lequel je me servis du forceps pour tirer la tête ; mais, ne pouvant tirer après le corps de l'enfant, je fus obligé d'ouvrir d'abord le thorax et ensuite l'abdomen. Je trouvai, en faisant cette opération, que le crochet courbe réussissait mieux que les droits. »

Dans ces deux observations, Smellie ne dit pas depuis combien de temps les membranes étaient rompues. Il constate encore (p. 133) un fait bien plus curieux de développement énorme du ventre de l'enfant, par production de gaz, avant que les membranes fussent rompues, avant que l'air atmosphérique, en pénétrant dans la cavité utérine, ait permis d'expliquer la décomposition putride, qui n'arrive pas habituellement lorsque le fœtus est enfermé dans les membranes intactes. Alors il subit la macération et non la putréfaction.

Dans ce cas, la mort du produit de la conception remontait déjà à quelques jours au moins; l'épiderme s'enlevait, comme on l'observe ordinairement. Une autre particularité signalée par Smellie, c'est que l'enfant, plus léger que l'eau très-abondante dans laquelle il baignait, se trouvait à la surface du liquide amniotique, et, malgré son énorme volume, était inaccessible par le toucher. L'auteur, qui ne rompit les membranes qu'en introduisant la main dans l'utérus, put vérifier l'exactitude de cette situation. Il dut, pour terminer l'accouchement, faire disparaître cette tympanite en perçant le ventre au moyen de ses ciseaux.

Il faut rapporter à la tympanite abdominale observation qu'on trouve dans Peu (*Pratique des accouchements,* liv. II, p. 383, 1694).

L'auteur fut témoin de la rupture d'un ventre tympanique presque spontanée. L'accouchement ne se faisait pas. «Alors je coulai, dit-il, doucement la main par-dessus la peau de ce ventre corrompu, lorsque la mère fit un puissant effort contre moi; ce ventre, bandé par excès, se creva avec un si grand bruit que je crois qu'on l'entendit de la rue.

En même temps les parties contenues, comme la rate, le foie, les reins, qui étaient séparées, pourries et puantes, sautèrent au dehors, et rejaillirent avec tant d'impétuosité que ceux qui m'aidaient en furent couverts aussi bien que moi. »

C. HYPERTROPHIE D'ORGANES.

Ces tumeurs ont pour siége la vessie, les reins et le foie.

DISTENSION DE LA VESSIE.

La distension déterminée par l'imperforation des organes excréteurs de l'urine et par l'accumulation de ce liquide dans son réservoir peut acquérir, dans quelques cas, des dimensions telles, qu'elle remplit la cavité abdominale et la distend au point que l'accouchement ne peut se faire sans mutilation du fœtus.

M. Depaul, dans un mémoire ayant pour titre : *De la Rétention d'urine chez l'enfant pendant la vie fœtale,* a étudié cette question d'une manière très-complète, et je ne puis mieux faire que de lui emprunter ses idées en donnant *in extenso* la première observation très-détaillée qu'il a communiquée à l'Académie de Médecine, le 26 février 1850.

Obs. I. — *Rétention considérable d'urine dans la vessie d'un fœtus de 6 mois et quelques jours, avec épanchement de sérosité sanguinolente dans la cavité péritonéale.* —

Oblitération d'une portion du canal de l'urèthre. — Dystocie portée à un degré extrême. — Arrachement de la tête et des bras. — Deux ponctions pour évacuer le liquide à la suite desquelles l'accouchement est heureusement terminé.

Mme X....., âgée de 28 ans, blonde et d'une forte constitution, demeurant à Paris, rue Saint-Hyacinthe-Saint-Michel, n° 32, avait déjà eu deux grossesses, qui avaient naturellement parcouru toutes leurs périodes, et qui s'étaient terminées par la naissance facile d'enfants vivants et bien conformés. Elle devint enceinte pour la troisième fois dans le courant de janvier 1848.

Le lundi 25 juillet 1848, se déclara dans la matinée le travail de l'accouchement. Il fut lent pendant toute la journée, mais le soir il devint plus énergique; des douleurs fortes et rapprochées se succédèrent toute la nuit, et le lendemain, 25, à sept heures du matin, la dilatation était complète. Jusque-là, aucune quantité de liquide amniotique appréciable ne s'était écoulée, et il en fut de même pendant toute la durée de l'accouchement. Cette circonstance avait beaucoup frappé la sage-femme, qui avait été appelée dès le début et qui ne s'était pas absentée un seul instant; aussi fut-ce sur ce point qu'elle appela d'abord mon attention. D'après son récit, l'enfant se serait présenté par l'épaule; mais il aurait été facile, après avoir introduit la main dans l'utérus, de changer cette présentation et de ramener la tête à l'orifice; puis elle attendit le résultat des contractions utérines, qui, en quelques minutes, poussèrent l'extrémité céphalique sur le périnée et lui firent franchir la vulve.

Mais les choses s'arrêtèrent à ce point, au grand étonnement de la sage-femme, qui, saisissant alors la tête avec ses mains, fit des tractions dans le but de dégager le tronc. Ces tractions, faites avec énergie, n'eurent d'abord aucun résultat. Portées encore plus loin, elle furent suivies de la rupture de la colonne vertébrale, entre la quatrième et la cinquième vertèbre cervicale. Les parties molles se déchirèrent à leur tour, la tête se détacha du tronc, et resta dans la cavité utérine. La main fut alors introduite. Un bras saisi et dégagé permit d'exercer de nouvelles tractions. Elles furent tout aussi inutiles que quand on agissait sur la tête. Les chairs de la partie supérieure du membre cédèrent, et bientôt celui-ci fut complétement arraché, les ligaments de l'articulation scapulo-humérale ayant été déchirés.

Ce fut alors qu'on se décida à demander un médecin, et ce fut à M. le Dr Roux qu'on s'adressa. Célui-ci, après avoir entendu le récit de ce qui s'était passé, espéra que sa main, plus vigoureuse que celle de la sage-femme, triompherait des difficultés que l'on rencontrait, et, après avoir pénétré dans l'utérus et s'être emparé du bras qui restait, il tira sur lui avec force; mais ce membre céda dans l'articulation huméro-cubitale. Il fallut alors prendre ailleurs un nouveau point d'appui. Ce fut la partie supérieure du thorax qui l'offrit. On ne réussit pas mieux qu'on ne l'avait fait en tirant sur la tête. La poitrine fut ouverte, les poumons et le cœur enlevés, plusieurs côtes arrachées, mais il fut impossible d'entraîner le tronc de l'enfant.

Épuisés par des manœuvres pénibles, qui avaient duré depuis huit heures du matin jusqu'à une heure de l'après-midi, ne pouvant d'ailleurs se rendre compte des difficultés qui se présentaient, notre confrère, M. Roux, et la sage-femme, crurent devoir réclamer mon assistance. Il était deux heures de l'après-midi, le 25 juillet, lorsque j'arrivai auprès de Mme X.....

Après qu'on m'eut mis au courant de tout ce que je viens de raconter, je procédai à un examen qni me permit de recueillir les renseignements suivants : Il me parut évident que la difficulté qui se présentait ne pouvait être rapportée à un vice de conformation du bassin. Les antécédents, l'examen que je fis avec le doigt, ne laissaient aucun doute à cet égard. On sentait dans le vagin des lambeaux de parties molles et des fragments osseux, dus aux côtes et à la colonne vertébrale. Depuis quelque temps déjà, les douleurs étaient devenues faibles et s'étaient éloignées. L'état général n'offrait rien de grave ; cependant le pouls était un peu fréquent, la peau chaude, et un peu de céphalalgie était accusée. Les parties génitales externes, quoique peu douloureuses, portaient les traces de contusions assez fortes. Ce qui frappa surtout mon attention dans cette exploration, ce fut le volume énorme que conservait encore le ventre, quoique nous n'eussions affaire qu'à une grossesse de six mois environ, et qu'une grande partie du fœtus que l'on me présenta eût été enlevée de la cavité utérine. Je m'assurai que ce volume tenait bien au développement de l'utérus, et qu'il ne pouvait s'expliquer ni par une accumulation de gaz dans les intestins, ni par la présence d'une autre tumeur dans la cavité péritonéale. Il était si considérable, que le fond de l'utérus s'élevait à six travers de doigt au-dessus de l'ombilic, et que cet organe présentait les dimensions qu'on est habitué à lui trouver dans une grossesse parvenue à son terme, et alors qu'il y a une quantité de liquide amniotique plus considérable que d'habitude. Il avait d'ailleurs une forme assez régulièrement arrondie.

A quelle circonstance insolite fallait-il rapporter l'impossibilité dans laquelle on avait été de déterminer cet accouchement ? J'avoue qu'avant d'avoir introduit la main dans l'utérus, plusieurs suppositions étaient également admissibles. On pouvait croire à quelque monstruosité, à celle qui résulte de l'accollement des deux fœtus, par exemple. Il n'était pas impossible que la partie inférieure du tronc de l'enfant portât une tumeur assez volumineuse pour arrêter la marche du travail. L'idée d'une accumulation considérable de liquide dans son péritoine se présentait aussi naturellement à l'esprit.

Le doute ne pouvant être éclairci que par un examen direct, je fis pénétrer ma main droite dans la matrice, et, après m'être assuré, à l'aide de quelques tractions, de l'impossibilité qu'il y avait d'entraîner ce qui restait du fœtus, je procédai à une exploration complète.

A la suite du thorax mutilé, comme je l'ai dit précédemment, l'abdomen de l'enfant se renflait sous forme de ballon, et les doigts percevaient la sensation d'une poche élastique remplie de liquide, et en rapport dans toute sa circonférence avec la surface interne de l'utérus. Je cherchai vainement les membres inférieurs : il me fut impossible de les trouver. La description anatomique que je donnerai plus tard expliquera cette particularité. Je suivis le cordon dans une partie de son étendue, et je pus constater que par l'une de ses extrémités il se terminait sur un point de cette énorme tumeur. Nous avions donc affaire à l'abdomen, énormément distendu par du liquide, et je crus à une hydropisie ascite, quoiqu'il soit fort rare de voir des épanchements aussi considérables dans le péritoine pendant la vie intra-utérine.

Dès ce moment, ma conduite fut toute tracée : évacuer le liquide que contenait l'abdomen était la seule indication qu'il y eût à remplir, et c'est ce que je me mis en devoir de faire. Si l'enfant eût été vivant, j'aurais fait la ponction du ventre avec méthode, et en me servant du trois-quarts usité en pareil cas. Sa mort rendant inutiles de semblables précautions, d'ailleurs pris au dépourvu et n'ayant pas avec moi l'instrnment qui aurait pu me servir, je pris immédiatement, ma main étant encore dans l'utérus, le parti de faire avec mon doigt un trou aux parois abdominales. Après avoir choisi un point voisin de l'insertion du cordon, je grattai avec l'ongle de mon doigt indicateur, et je sentis la peau et le tissu cellulaire sous-cutané céder avec une grande facilité. Mais la résistance des aponévroses se fit remarquer; il fallut des efforts assez considérables pour la surmonter.

Lorsqu'elle eut cédé, le doigt entra rapidement dans le ventre, et aussitôt un flot considérable de liquide s'écoula. C'était de la sérosité sanguinolente. Il en sortit un peu plus d'un litre.

En même temps, le volume du ventre diminua un peu. Saisissant alors la partie supérieure du thorax, je fis de nouveaux efforts pour l'entraîner, mais je ne fus pas longtemps à m'apercevoir que cela était impossible. Pénétrant de nouveau vers le fond de l'organe, je reconnus que l'abdomen du fœtus était encore énorme; le doigt indicateur, réintroduit dans l'ouverture qu'il y avait pratiquée, sentit qu'une tumeur fluctuante existait encore dans la cavité péritonéale. Gratant avec l'ongle dans le point qui se présentait, je le perforai, et aussitôt il s'échappa brusquement une grande quantité d'un liquide parfaitement transparent, légèrement citrin, mais ne contenant aucune trace de sang. J'en recueillis 2 litres dans un vase, et, en y ajoutant celui qui tomba par terre ou sur les linges, je puis, sans exagération, porter à 2 litres et demi tout ce que contenait cette tumeur.

Quel était le siége de cette seconde et singulière collection? Je fis des conjectures à cet égard; mais mon esprit ne s'arrêta pas à ce qui existait réellement, c'est-à-dire à une accumulation d'urine dans la vessie, et ce ne fut qu'au moment où la pièce pathologique fut sous mes yeux, que je pus savoir à quoi m'en tenir à cet égard. A mesure que le liquide s'écoula, on vit le volume de l'utérus diminuer considérablement et il me fut on ne peut plus facile de le débarrasser de la portion de fœtus qu'il renfermait. Elle ne représentait plus qu'une masse mollasse, que je saisis avec la main, et qui céda sans plus de résistance que celle que l'on trouve habituellement quand il s'agit d'un placenta décollé.

Bientôt après, l'utérus étant bien revenu sur lui-même, je procédai à la délivrance, qui fut facile. Le placenta fut examiné, et il n'offrait ni dans sa forme, ni dans sa structure, aucune particularité qui soit digne de remarques.

Les suites de couches furent des plus naturelles, et, au bout de quelques jours, Mme X....., entièrement remise, put reprendre ses occupations habituelles.

Examen anatomique de l'enfant. — *Tête.* Son volume est peu considérable et vient confirmer l'évaluation qui a été faite, quant au terme, en se fondant sur la dernière époque menstruelle. Il s'agit bien d'un fœtus de 6 mois à 6 mois et demi. Cette tête, qui avait été séparée du tronc et qui a été examinée par moi, ne présentait aucun vice de conformation, soit à l'intérieur, soit à l'extérieur. Le cerveau et les organes des sens m'ont paru dans des conditions parfaitement régulières.

Thorax. Il en est de même du thorax, qui avait été ouvert et lacéré, ainsi que je l'ai dit. Examiné avec soin dans ses différentes parties, il m'a été facile de constater qu'il devait être normalement conformé avant l'intervention de l'art. Il en était de même des organes qu'il avait renfermés, poumons, cœur, thymus, gros vaisseaux.

Abdomen. C'est surtout dans la cavité abdominale et les organes génito-urinaires qu'existaient des lésions singulières qui rendent parfaitement compte des incidents relatifs à l'accouchement.

En donnant, par l'insufflation, à la vessie et à la cavité abdominale le développement qu'elles devaient avoir avant la double ponction dont j'ai parlé, on est surtout frappé du volume considérable que présentent les deux tiers inférieurs du tronc. Ils se présentent sous la forme d'une tumeur triangulaire à angles arrondis ; l'un des côtés du triangle placé transversalement à la partie inférieure en représente la base. Des deux angles qui la terminent, partent les deux autres côtés, qui convergent en haut vers l'angle supérieur qui se trouve situé un peu à droite de la ligne médiane. Voici les dimensions de cette tumeur. Pour le diamètre transversal, 21 centimètres ; 19 pour le vertical, et 14 pour l'entéro-postérieur ; encore ne faut-il pas oublier que ces mesures restent certainement au-dessous de la réalité, si l'on se rappelle que dans la cavité péritonéale, à l'entour de la vessie, se trouvait une assez grande quantité de sérosité sanguinolente, qu'elle renfermait en outre le foie et le tube digestif, qui n'existent plus dans la pièce pathologique, et qu'enfin les parois abdominales elles-mêmes étaient singulièrement épaissies par une infiltration séreuse sur laquelle je reviendrai plus tard.

Je ne crois pas être au delà du vrai, en disant que l'on peut augmenter d'un tiers le volume général, dont on peut se faire une idée d'après les divers diamètres indiqués plus haut.

Tube digestif. Il offrirait des conditions parfaitement normales, s'il ne se terminait d'une manière insolite dans la vessie déformée, dont je dois donner une description détaillée. Il renferme, jusque très-près de sa terminaison, une petite quantité de méconium coloré en vert foncé.

Vessie. La plus grande partie de la cavité péritonéale, considérablement agrandie, est occupée par cet organe , qui se présente sous la forme d'une tumeur irrégulièrement arrondie , offrant trois saillies principales , une de chaque côté, inférieurement et à peu près sur le même plan , l'autre supérieurement et près de la ligne médiane.

Il est évident que c'est à la forme de cette tumeur qu'était due celle de l'abdomen, qui a été indiquée plus haut.

La surface extérieure de la vessie est assez régulière. On y remarque seulement quelques petites bosselures, qui sont dues à des éraillures de la membrane musculeuse à travers lesquelles la muqueuse qui s'est mise en rapport avec le péritoine fait hernie. Remplie d'air, elle offre les dimensions suivantes : diamètre transversal, 19 centimètres ; vertical, 17 ; antéro-postérieur, 12 et demi. La grande circonférence est de 35 centimètres ; sa partie supérieure , après avoir refoulé le rein et le foie , repoussait le diaphragme , qu'elle touchait en certains points.

Trois conduits viennent s'ouvrir à sa surface : les deux uretères et le gros intestin. Ce dernier se termine sur la face antérieure de la tumeur, à peu près à égale distance de son bord inférieur et de son angle supérieur ; mais un peu à droite de la ligne médiane. Il conserve son calibre jusqu'au moment où il touche la paroi vésicale, contre laquelle il est retenu par un repli péritonéal de forme triangulaire et d'une étendue de 5 à 6 centimètres ; mais en ce moment , et tout en s'engageant sous les fibres musculaires , son diamètre diminue singulièrement ; il devient celui d'une petite plume à écrire, et, après un trajet de 2 centimètres , pendant lequel il se recourbe à droite et en haut, il se termine dans la cavité vésicale par une ouverture à peine visible , dans laquelle j'ai eu de la peine à faire pénétrer l'extrémité d'un stylet très-fin, et par laquelle, même à l'aide d'une forte pression, je ne puis faire suinter aucune trace de méconium. L'air lui-même ne la traverse qu'à la condition d'insuffler avec force.

L'uretère droit se termine à la partie supérieure de l'angle arrondi que la vessie offre de ce côté. Il y a entre sa terminaison et celle de l'intestin un intervalle de 8 centimètres. On remarque en cet endroit un amincissement de la poche urinaire, qui n'est formée, dans une étendue circulaire d'un centimètre de diamètre, que par la muqueuse et la séreuse. L'embouchure se fait directement et en présentant un petit évasement.

L'uretère gauche se termine à l'angle supérieur de la tumeur, qui est également formée par une sorte de hernie de la muqueuse, les fibres musculaires s'y trouvant notablement amincies. Il s'ouvre aussi presque directement, mais par une ouverture qui n'est à peu près que la moitié de celle du côté opposé. Il y a 10 centimètres entre la terminaison de l'intestin et la sienne.

Rien, à l'extérieur, n'indique la place qu'aurait dû occuper l'anus. Il n'y a ni cicatrice ni dépression. J'ai déjà dit qu'aucun pli cutané ne représente le scrotum. Les organes génitaux externes sont uniquement représentés par le prolongement cylindrique dont il a été fait mention. C'est une verge assez bien développée, se terminant par un long prépuce, assez largement ouvert pour qu'au fond on puisse voir le gland et son méat urinaire parfaitement libre. Une petite sonde y est introduite et pénètre assez profondément jusque vers la portion membraneuse du canal. Là elle est arrêtée par un obstacle qu'elle ne peut franchir. Il en est de même d'un stylet très-fin et d'une injection poussée avec une seringue. Examinée du côté de la vessie, l'urèthre y commence par une très-petite ouverture, qui se prolonge vers le pubis dans l'étendue d'un centimètre, sous la forme d'un conduit qui s'oblitère bientôt et se termine en cul-de-sac.

Toute la portion membraneuse est évidemment imperméable.

Aux quatre ouvertures dont j'ai parlé jusqu'ici comme s'observant à la face interne de la vessie, il faut en joindre une cinquième, celle de l'ouraque. Elle existe dans la région qui avoisine le cordon ombilical. Elle se présente sous la forme d'un pertuis infiniment petit, auquel succède un canal très-grêle, qui, après quelques millimètres de trajet, se perd dans le tissu cellulaire, sans qu'on puisse en suivre les traces plus loin.

L'auteur rapporte ensuite une observation de Portal publiée dans sa *Pratique des accouchements* (page 146), et qui est tout à fait semblable à la précédente; seulement là on observait que la plus grande quantité de liquide épanché était extra-vésicale, et que, malgré l'énorme distension de la vessie, l'accouchement put se terminer, bien que difficilement, lorsque Portal eut ouvert l'abdomen. Je noterai en outre que les reins ni les uretères n'étaient altérés.

M. Depaul ajoute à ces faits deux autres observations qui prouvent que cette cause de dystocie, qui paraît due à une imperforation de l'urèthre, sans être fréquente, s'est présentée un nombre de fois assez notable à l'observation, pour qu'on lui réserve une place spéciale dans les cadres de la dystocie par cause fœtale.

Aux faits signalés par M. Depaul, on peut ajouter

celui de Billard (*Maladies des enfants nouveau-nés*, obs. 54), qui a vu, chez un enfant à terme, la distension énorme de la vessie. Il est à regretter que ce consciencieux observateur n'ait rien dit des circonstances qui ont accompagné l'accouchement.

L'observation si détaillée de M. Depaul me dispense d'ajouter aucune réflexion sur cette cause de dystocie. Je noterai seulement que notre savant maître émet l'opinion que bien des cas de cette nature ont pu être pris pour des ascites simples. Le fait de Portal prouve aussi que l'ascite peut paraître l'élément le plus considérable de la tumeur. Il est fâcheux que les observations des anciens soient aussi peu détaillées. J'ai rencontré, en les compulsant, un grand nombre de cas d'épanchements abdominaux; mais l'absence de renseignements anatomiques empêche de savoir au juste quelle est la nature et le siége exact de l'épanchement.

Smellie (t. III, p. 560) dit, à propos d'un enfant né la veille, et qui n'avait point uriné : « Ayant examiné les parties, je trouvai le gland imperforé et mal conformé ; il y avait très-peu de prépuce et pas le moindre vestige d'urèthre. Là-dessus je fis une ouverture avec une petite lancette ; je réitérai cette incision plusieurs fois; j'essayai encore d'introduire une petite sonde, mais tous mes efforts furent infructueux..... Plus tard cependant, l'urination se fit à travers les incisions. » Smellie ne note point que cet enfant eût le ventre volumineux, et cependant on ne peut pas croire qu'avec cet arrêt de développement, le canal de l'urèthre ait été propre à vider la vessie pendant la vie intra-utérine.

L'ascite et la distension de la vessie ne sont pas les seules causes qui peuvent déterminer une accumulation de liquide dans l'abdomen, et l'observation suivante en offre la preuve.

Tumeur liquide abdominale. — M. Jaenger parle d'un accouchement qui semblait devoir être spontané d'abord, et qui ensuite ne put se terminer sans de vives tractions; cherchant à se rendre compte de l'arrêt du travail, il toucha et trouva le ventre énormément distendu; de nouvelles tractions plus énergiques n'ayant pas plus de succès, il perfora le ventre. Une grande quantité de liquide s'écoula et l'accouchement eut lieu. L'autopsie montra un énorme kyste rétro-péritonéal, et de plus un *spina bifida* avec grande accumulation d'eau.

Les deux tumeurs ne communiquaient point, mais leur masse réunie était l'obstacle qui avait rendu le travail si laborieux. (*Gazette médicale de Strasbourg*, 1846, p. 26.)

TUMEURS DES REINS.

Les reins du fœtus peuvent devenir le foyer d'altérations dont je n'ai pas à examiner le mécanisme intime, mais qui ont pour but d'augmenter leur volume au point d'entraver la terminaison de l'accouchement.

C'est à ce point de vue que je m'occuperai de cette dégénérescence.

OEsterlin a donné dans le *Journal de Siebold*, en 1840, l'observation d'un accouchement rendu très-laborieux par le développement extraordinaire des reins. Ces organes avaient une telle dimension qu'après la sortie de la tête et de la poitrine, l'enfant s'est trouvé arrêté au passage par le volume du ventre ; ce n'est qu'après beaucoup d'efforts que le travail s'est terminé.

A l'*autopsie,* on trouva toute la cavité du ventre occupée par les deux reins, qui avaient refoulé en haut le foie et les autres viscères ; les reins, dégénérés, présentaient un aspect vésiculeux.

Siebold, en 1854, en a fait connaître un cas semblable, qui se trouve traduit dans la *Gazette hebdomadaire* du 5 janvier 1855.

La tête de l'enfant avait franchi l'orifice vulvaire, mais le corps n'avançait pas. Après des tractions énergiques, on amena le fœtus, dont le corps n'était composé, pour ainsi dire, que de l'abdomen, qui mesurait 46 centimètres de circonférence. Il succomba presque en naissant.

A l'*autopsie,* on trouva deux énormes tumeurs constituées par les reins, qui laissaient entre leurs interstices passer quelques anses intestinales ; leur poids était de 1 kilogramme, leur surface présentait des espèces de circonvolutions ; la vessie était vide.

Mansa, dans le *Journal de Siebold* (1836, p. 863), rapporte une observation de cette nature, dans laquelle les reins étaient tellement volumineux et opposaient un obstacle si énergique au travail, qu'après avoir arraché la tête et les bras, il fallut encore éventrer le fœtus.

Höring (*Wurtemb. med. Corresp. blatt.*, B. VII, p. 26), appelé pour un cas semblable, trouva la mutilation fort avancée, puisque le chirurgien appelé avant lui avait enlevé inutilement la tête et la poitrine, et cependant insuffisante, car on ne pouvait extraire le corps. Höring enleva ce qui restait des côtes, et, par une dernière opération, fit l'extraction d'une masse énorme et informe, constituée par les reins; enfin il fit l'extraction de la seconde moitié de l'enfant.

MM. Gailleton et Ollier, dans la *Gazette médicale de Lyon* (31 août 1853), donnent l'observation d'un cas de dystocie par la même cause.

L'enfant se présentait par le siége, les membres inférieurs se dégagèrent spontanément; mais là s'arrêta le travail, et les tractions, progressivement croissantes, déterminèrent l'arrachement des membres. C'est dans cet état que la malade, qui habitait les environs de Lyon, fut placée sur une charrette et conduite à l'hôpital de cette ville. Pendant qu'on réfléchissait au diagnostic d'une tumeur volumineuse qui était la cause d'arrêt du travail et au moyen de l'extraire, la femme, prise de contractions énergiques, expulsa spontanément le fœtus.

Le ventre de l'enfant était occupé par deux tumeurs énormes, constituées par les reins, lisses, pâles, blanchâtres, peu résistantes au toucher, et mesurant 15 centimètres de hauteur, 10 de largeur et 7 d'épaisseur. Les éléments du rein étaient plus ou moins modifiés, mais non dégénérés. Les organes urinaires, perméables dans tout leur trajet, aboutissaient à une vessie vide et normale.

Hypertrophie des reins.— Le Dr Chevance a publié dans *l'Union médicale* (25 juillet 1857) le récit d'un accouchement qu'une hypertrophie des reins a rendu extrêmement laborieux. Lorsque M. Chevance fut appelé, la tête était déjà à peu près arrachée par des tractions impuissantes.... Ce praticien introduisit la main dans l'utérus ; il crut avoir affaire à un fœtus hydropique. Il pratiqua une ponction inutile dans l'abdomen, fit une version sans plus de succès, et ce n'est qu'après avoir ouvert le ventre du fœtus et enlevé des reins hypertrophiés pesant 1,000 grammes, qu'il put enfin terminer l'accouchement.

TUMEURS DU FOIE.

Haase (*Neue Zeitschr. f. G.*, Bd. XI, p. 562) cite un cas de dystocie causée par le volume excessif du foie de l'enfant.

Noeggerath fut appelé, le 8 septembre 1854, chez une femme dont le travail était commencé. La tête s'était engagée facilement, le bassin était bien conformé. L'arrêt du travail nécessita une application de forceps énergique et répétée qui fut impuissante. Enfin, en agissant avec force sur les épaules, on fit l'extraction d'un fœtus mort, ayant un développement abdominal quatre fois plus considérable qu'en l'état normal ; cet excès de volume était causé par l'hypertrophie du foie, qui remplissait le ventre et recouvrait les intestins.

Il mesurait 24 centimètres de hauteur, 16 de largeur et

8 d'épaisseur. Sa forme n'était pas changée, on reconnaissait par places le tissu normal, mais la plus grande partie était remplacée par une masse hétéromorphe, semblable à la substance grise de l'encéphale. (*Gazette hebdomadaire*, 5 janvier 1855, traduction du Dr Morpain.)

TUMEUR DE LA RATE.

Hypertrophie de la rate, hydropisie et ascite.—M. le Dr Petit-Mangin, de Remiremont, a communiqué à la *Gazette médicale* (1833, p. 418) un fait intéressant d'ascite. Il fut obligé d'ouvrir la poitrine dégagée en partie hors de la vulve, pour pénétrer dans le ventre à travers le diaphragme. Il évalue à 12 à 15 litres le liquide qui s'échappe de la cavité abdominale. A l'autopsie, la rate fut trouvée hypertrophiée et pesant environ une livre et demie.

L'opérateur a bien réussi en ouvrant le diaphragme; mais il pouvait très-bien se faire que cette mutilation fût sans résultat, car le diagnostic avait été rendu impossible: la main, arrêtée par les parties fœtales qui obstruaient l'excavation, n'avait pu pénétrer dans la matrice.

HYPERTROPHIE DU CERVEAU.

Le Dr Munchmeyer, de Lunebourg (*Archives générales de médecine*, 3e sér., t. VIII, p. 340), a décrit cette maladie, caractérisée par une augmentation de volume et de poids de la masse cérébrale, sans altération de substance et sans complication de produits morbides; la tête est plus volumineuse qu'à l'état normal, les bosses pariétales sont très-marquées, les os frontaux notablement saillants au-dessus de la racine du nez; la conformation du reste du corps est normale.

Les observations de Burnet, Hufeland, et de M. Sims, ont prouvé qu'elle avait une certaine fréquence et qu'on avait pu parfois la prendre pour de l'hydrocéphalie. Comme je n'ai point trouvé d'observations d'accouchements évidemment compliqués par cette cause possible de dystocie, je me contente de la mentionner, sans insister davantage sur ce point.

HYPERTROPHIE DU TISSU CELLULAIRE GRAISSEUX.

Cette affection peut envahir la surface du corps tout entier, mais elle se développe surtout là où le tissu adipeux abonde; elle peut avoir une certaine influence sur le travail, mais n'est pas de nature à créer des difficultés insurmontables. Dornblüth en cite un cas dans le *Journal de Casper* (1836, n° 42, p. 536); Gratzer, dans son *Traité des maladies du fœtus*, p. 79 (Breslau); un autre cas se trouve dans Th. Bartholinus, *Histoire anatomique;* Hafn, *Cent. hist.*, p. 88; enfin une dans Sandifort, *Observations d'anatomie pathologique*, liv. IV, ch. 2, p. 21. Ces enfants peuvent continuer à vivre, comme l'a observé Hohl.

IIIe CLASSE.

Dystocie causée par la présentation ou la position vicieuse du fœtus.

PRÉSENTATIONS DU SOMMET.

Dans les présentations franches du sommet, les obstacles peu graves, de nature à retarder l'accouchement, tiennent surtout à des anomalies dans les phénomènes mécaniques du travail. Lorsque la tête du fœtus arrive au périnée, elle subit ou a subi un mouvement de rotation qui amène l'occiput sous la symphyse du pubis, quel que soit le point du bassin où il se trouvait primitivement; cependant, dans des cas assez rares, ce mouvement de rotation ne s'accomplit pas, et l'occiput se dégage en arrière.

Indépendamment de la lenteur plus grande imprimée à la marche du travail et des accidents qui peuvent en résulter pour le fœtus, cette anomalie a pour la mère des inconvénients assez sérieux; car non-seulement le travail pénible et prolongé peut avoir un retentissement fâcheux sur les suites de couches, mais encore la malade se trouve exposée immédiatement et à peu près inévitablement aux lésions du périnée qui peuvent varier d'une déchirure partielle à une destruction comprenant le sphincter anal, à une rupture centrale qui permet le passage de l'enfant en dehors de la vulve.

L'examen de la disposition des parties explique parfaitement le mécanisme de ces lésions.

Lorsque la tête, dans les derniers moments du travail, appuie sur le périnée et le distend, le fœtus n'a pas seulement à s'infléchir selon une courbe représentée par celle de l'excavation ; le périnée, en continuant le canal pelvien, en augmente naturellement la courbure. Il faut donc que le corps du fœtus s'accommode à la direction de cette courbe : dans les cas où l'occiput vient en avant, il est parfaitement disposé pour cela, la symphyse pubienne forme un obstacle à la progression de l'occiput qui se présente, la contraction mobilise la partie antérieure de la tête, le menton s'éloigne de la poitrine, le front glisse naturellement sur le plan incliné que lui présente le périnée, et le mouvement d'extension s'accomplit autour d'un axe qui est la symphyse, constituant la paroi antérieure de cette courbe. Mais, lorsque l'occiput reste en arrière, le fœtus peut être comparé à une tige droite volumineuse, presque inflexible, engagée dans un canal courbe. La symphyse pubienne, en arrêtant la partie qui progresse, augmente, autant qu'il se peut, le mouvement de flexion de la tête, mais il est absolument impossible que ce mouvement acquière l'étendue de l'extension des positions occipito-antérieures : il est donc impossible que la flexion du fœtus coïncide exactement avec la courbure pelvi-périnéale, à moins qu'un point de cette courbure ne se redresse ou ne disparaisse. On comprend parfaitement que, dans ces conditions, l'effort utérin n'est pas transmis par le fœtus à l'anneau vulvaire, mais à un point qui se trouve plus en arrière, et que cet effort, qui n'est plus décomposé par une tige brisée, vient directement appuyer sur le périnée, le distend, et en détermine la lésion.

L'intervention, en pareil cas, si on la juge utile, consistera dans l'application du forceps; on fera les tractions en haut et en avant, de manière à exagérer, autant que possible, la flexion. On a conseillé, avant de pratiquer les tractions, de tenter d'opérer avec le forceps un mouvement de rotation artificiel : ce qui n'aurait point de grands inconvénients, pratiqué avec prudence, et présenterait plus de chances de succès que d'essayer à produire la rotation au moyen des doigts.

Les dispositions si favorables qu'offrent les parties maternelles et fœtales dans la présentation du sommet ne suffisent pas toujours pour que l'accouchement se termine normalement, et dans des cas, très-rares à la vérité, on a vu l'intervention nécessaire pour mettre fin à un travail trop prolongé. Ces cas se rapportent à des inclinaisons anormales de la tête.

Elle peut se présenter au détroit supérieur dans un état de flexion exagéré; mais cette situation ne peut guère être un obstacle grave à l'engagement, à moins d'être portée à un degré extrême, et de manière que, par exemple, le sommet repose sur un point de la marge du bassin, et la partie supérieure du tronc sur un autre, comme M. Jacquemier semble en admettre la possibilité : ceci constituerait une présentation mixte, qui pourrait, selon la direction imprimée par la contraction, surtout s'il existe une inclinaison de la matrice, ramener le sommet au centre ou changer la présentation en celle du tronc.

Le plus souvent, la tête se réduira dans la position normale ; mais, si le travail se prolongeait, si surtout on apercevait une tendance vers une terminaison mauvaise, il faudrait intervenir. Malheureusement, dans ces circonstances, le diagnostic précis est fort difficile, à cause de l'élévation des parties.

La flexion peut être considérable, mais insuffisante pour gêner l'engagement ; la tête accomplit sa rotation, touche le périnée, l'occiput est à l'arcade pubienne, et cependant il se peut faire que la flexion exagérée soit un obstacle à l'expulsion ; la contraction utérine s'épuise sur l'occiput, qui se trouve presque dans l'axe du rachis; le menton reste en contact avec la poitrine, et le front, immobilisé, ne glisse point sur la gouttière périnéale ; le travail se prolonge. Alors ce cas léger de dystocie par cause fœtale peut se compliquer, du côté de la mère, de contractions peu énergiques, d'un périnée résistant, et il devient nécessaire de terminer un travail dont la prolongation peut avoir de sérieux inconvénients.

L'intervention est légère ; il suffit d'imprimer à la

tête une faible impulsion, de commencer le mouvement d'extension dont l'absence est le principal obstacle, pour que le travail se termine spontanément.

Le front peut se présenter avant l'engagement au centre du détroit supérieur, et il est à la rigueur possible que la présentation se transforme en celle de la face. Si la tête s'engage dans cette position, la flexion se complétera pendant le mouvement de descente, et le travail se terminera spontanément. Un degré léger d'extension ne peut donc pas être considéré, dans les conditions normales, comme une cause de dystocie.

Le sommet peut également se présenter au détroit supérieur dans un état d'inclinaison latérale ; ceci constitue pour les modernes une variété des présentations du sommet, et pour Baudelocque la présentation des côtés de la tête.

Ce n'est que très-exceptionnellement qu'il devient nécessaire d'intervenir, et si presque tous les auteurs décrivent avec soin cette cause de dystocie, il en est bien peu qui en rapportent des observations.

Au terme de la grossesse, lorsque le liquide amniotique n'est pas trop abondant, le fœtus est peu mobile dans la cavité utérine, son grand axe se confond avec celui de la matrice, qui se rapproche beaucoup de l'axe de l'excavation ; mais l'enfant peut avoir éprouvé un léger déplacement dans sa totalité ou avoir fait un premier pas vers une présentation du tronc; il est possible enfin qu'une partie de la tête tende à se placer sur le pubis ou sur une des fosses iliaques. Cet état, qui doit passer le plus souvent inaperçu, parce qu'il se corrige facilement après la rupture de la poche des eaux, peut cependant persister et s'exagérer sous l'influence des contractions; alors la partie accessible au toucher n'est plus le sommet : c'est le pariétal, c'est l'oreille que le doigt rencontre.

Mme Boivin (*Mémorial*, p. 293, 3e édition) en a observé 6 cas, 1 seul présentant le côté droit, les 5 autres le côté gauche ou extérieur; pour ces derniers, elle pratique l'extraction par les pieds.

Moreau (*Traité d'accouchements*, tome I, p. 96) paraît ne l'avoir observé qu'une fois exempte d'autres complications. M. Danyau a traduit une observation de Birnhaum, dans laquelle une présentation de la face s'est transformée, après la rupture des membranes, en présentation du sommet ou variété pariétale droite; la tête s'engagea dans cette position jusqu'au plancher du périnée; l'oreille se rencontrait exactement dans l'axe du détroit inférieur. La terminaison eut lieu au moyen d'une application de forceps.

Cette observation est remarquable en ce que cette déviation du sommet, bien qu'elle n'ait pas arrêté l'engagement, a persisté jusqu'au détroit inférieur. En général, et dans les cas de cette nature, lorsque l'engagement est possible, la présentation se réduit en sommet pendant la descente de la tête, et l'expulsion se fait naturellement, comme l'a observé Cazeaux.

Cependant ce dernier auteur a rapporté, dans son *Traité d'accouchements* (p. 677), un cas analogue à celui de Birnhaum; seulement le pariétal droit, arrivé au plancher périnéal, a subi un brusque redressement, et l'expulsion normale ne se fit pas attendre.

L'intervention, lorsqu'elle est nécessaire, doit être pratiquée par manœuvres externes, comme Dugès croit l'avoir fait heureusement dans plusieurs cas, ou par la version, si la tête trop déviée ne permet pas d'appliquer le forceps au-dessus du détroit supérieur.

PRÉSENTATION DE LA FACE.

Depuis les travaux de Mme Lachapelle, la présentation de la face n'est plus considérée comme une cause essentielle de dystocie. Lorsque les différents temps du travail s'accomplissent normalement, la parturition se fait dans des conditions plus favorables que dans les présentations du siége; mais, si le temps de rotation vient à manquer, il est presque impossible que l'accouchement se termine sans le secours de l'art.

Lorsque la tête défléchie s'engage dans le détroit supérieur, la circonférence faciale est en rapport avec la marge du bassin; mais la région postérieure de la tête du fœtus, l'occiput, se trouve, dans son état d'extension exagérée, en contact avec la partie supérieure de la région dorsale, qui le double en quelque sorte. La face descend avec facilité, mais elle est bientôt arrêtée dans sa progression par la partie supérieure du corps du fœtus qui s'engage avec l'occiput. Or nous verrons, à propos des présentations du tronc, que ces deux régions, se présentant simultanément, offrent un diamètre supérieur à celui des détroits, et qu'il se produit un arrêt par excès de volume. En effet, si l'on ajoute à la portion du sommet qui reste au-dessus de l'excavation l'épaisseur de la cage thoracique qui le double, il est évident que le diamètre de cette cavité est insuffisant pour leur livrer passage. Il faut nécessairement, pour que l'engagement se poursuive, que l'occiput se sépare du tronc et descende seul. Pour que ce phénomène se produise, l'occiput doit s'abaisser ou la tête subir un mouvement de flexion. L'abaissement est impossible, la brièveté du col s'y oppose ; la flexion ne peut avoir lieu, car il faudrait, pour qu'elle survînt, que la présentation de la face se convertît en présentation du sommet, que le diamètre occipito-mentonnier, de 135 millimètres, fît une évolution dans la cavité pelvienne, qui n'en présente que 120.

Comme cette évolution est absolument nécessaire pour que l'accouchement se termine, voici ce qui se produit : la tête subit un mouvement de rotation sur son axe, de sorte que le menton, qui occupait un point quelconque de la cavité pelvienne, vient se placer en rapport avec l'arcade des pubis, qu'il dépasse bientôt d'une fraction de sa longueur, sous l'influence des contractions utérines. Cette progression du menton en avant est facile, car la région cervicale du fœtus peut mesurer la hauteur de la symphyse. Alors le diamètre occipito-mentonnier n'est plus enfermé dans un cercle osseux inextensible; la partie du menton qui proémine le réduit d'une quantité suffisante pour que le mouvement de flexion puisse se faire; l'occiput s'abaisse, il n'est plus en contact avec le tronc; le dédoublement de ces parties permet leur engagement et l'expulsion spontanée du fœtus.

Comme on le voit, le mouvement de rotation de la tête est absolument nécessaire pour que l'accouchement spontané ait lieu dans les présentations de la face. Il s'accomplit dans l'immense majorité des cas; mais il peut manquer, et alors l'accouchement spontané est impossible : là commence la dystocie.

La plupart des auteurs signalent cependant des observations où, malgré l'absence de ce mouvement de rotation, le fœtus est sorti spontanément. On dit que la présentation s'est transformée en présentation du sommet; que le menton, engagé dans l'échancrure sacro-sciatique, a pu permettre à l'occiput de s'abaisser; que l'occiput, placé directement derrière la symphyse pubienne, s'est placé sous l'arcade, et a permis la flexion; que l'enfant a pu se dégager le menton en arrière; que la face a pu être expulsée en position transversale. Mais ces faits peu nombreux, et qui sont à peu près les mêmes répétés par les auteurs, ont pour sujets des avortons, des fœtus morts ou d'un très-petit volume.

Dans les cas où les rapports des diamètres maternels et fœtaux sont normaux, l'accouchement ne se peut faire lorsque le mouvement de rotation qui doit ramener le menton sous la symphyse fait défaut. Cet accident n'est pas très-fréquent, puisque l'intervention n'a été nécessaire, d'après Mme Lachapelle, que 15 fois sur 103 accouchements.

L'intervention, dans ces cas, doit avoir lieu au moyen du forceps, qui produit artificiellement le temps qui a fait défaut. Parfois le mouvement doit être assez étendu et dépasser un quart de cercle; mais des faits qui appartiennent à M. Dubois et à M. Blot prouvent que le danger de luxer l'atlas sur l'axis est moins grand qu'on ne le redoutait. C'est donc à ce mode d'intervention qu'il faut avoir recours, sans chercher à tenter cette tâche impossible d'abaisser l'occiput ou de transformer en présentation du sommet la présentation de la face. Il peut arriver que la face, immobilisée par un travail trop longtemps prolongé, n'obéisse pas à l'action du forceps, et qu'il faille avoir recours à l'embryotomie pour terminer l'accouchement, comme M. Cazeaux en rapporte un exemple (*Traité d'accouchements*, p. 685). M. le Dr Pajot en possède également deux faits.

Le premier survenu en ville, où il fut appelé par un confrère; le second, à l'hôpital Saint-Louis. Ces deux observations sont consignées dans la *France médicale* du 5 juin 1859.

La face peut se présenter dans une position inclinée. Si l'inclinaison, soit latérale, soit antéro-postérieure, a lieu dans l'excavation, en général le redressement s'opère spontanément et sous l'influence des contractions utérines. Lorsque l'obliquité persiste, on doit redresser la partie qui se présente par une intervention manuelle ou au moyen de la branche du forceps.

Si la déviation peut être constatée avant la rupture des membranes, et si l'intervention par manœuvres externes ou par manœuvres internes après la rupture, au moyen d'une branche du forceps ou de la main, n'a pu corriger la déviation; si l'arrêt de la tête sur la marge du bassin fait craindre que l'épaule ne prenne sa place, il vaut mieux terminer par la version que de s'exposer aux difficultés qui pourraient compliquer le travail.

PRÉSENTATION DU SIÉGE.

La présentation du pelvis ne peut guère être considérée comme une cause de dystocie. Cependant Moreau, dans son *Traité d'accouchements* (tome II, p. 257 et 260), prétend que lorsque l'enfant se présente en sacro-sacrée, on est *presque toujours* obligé d'intervenir; cette affirmation ne semble point chez lui une vue théorique, car il cite l'observation suivante :

« Nous avons donné des soins à une femme chez laquelle le fœtus se présenta ainsi : il survint des accidents graves, entre autres des eschares de plus de 6 pouces d'étendue, et nous craignîmes pendant longtemps une fistule vésico-vaginale ; il s'opéra une déchirure non-seulement du périnée, mais encore du rectum. »

Il serait utile de savoir sur combien de cas a porté l'observation de Moreau, et si ce fait malheureux ne l'a point, à son insu, disposé à généraliser un peu trop les dangers de cette position; dans tous les cas, l'accident ne doit point se produire souvent, car les positions sacro-sacrées semblent excessivement rares.

En pareille circonstance, l'intervention est assez simple, et l'extraction des pieds modifiera facilement la position. Baudelocque (t. Ier, p. 551) admet que le volume considérable des fesses peut, dans un bassin normal, nécessiter l'intervention. Je crois qu'il faut, pour que ce résultat devienne nécessaire, qu'il y ait de la part de la mère quelques complications, telles qu'étroitesse du bassin ou inertie utérine. En général les fesses se moulent parfaitement sur les parties qu'elles traversent, et, dans des expériences où je simulais des rétrécissements considérables du bassin, j'ai toujours vu les fesses les franchir avec facilité.

Si, ce qui me semble difficile à admettre, le volume seul de la région pelvienne était un obstacle à l'expulsion, on terminerait l'accouchement, comme l'indique Baudelocque, en allant chercher les pieds.

Positions inclinées du pelvis. — On admet généralement que la région lombaire, les hanches du fœtus ou la partie inférieure de l'abdomen, peuvent se présenter au détroit supérieur. Je crois que ces causes légères de dystocie n'ont été acceptées que par un excès de méthode. On a admis des présentations inclinées du pelvis, comme on en a admis pour le sommet; mais les conditions ne sont point les mêmes dans les deux cas.

On conçoit parfaitement, et les faits l'établissent d'une manière indiscutable, que la tête, qui forme sur le tronc un appendice très-mobile, soit arrêtée sur la marge du détroit supérieur, et qu'elle forme avec l'axe rachidien un angle qui devient d'autant plus aigu que la contraction utérine est plus énergique; mais on ne peut accepter rien de semblable pour la région pelvienne: quel que soit l'effort, le sacrum est trop peu mobile sur la colonne vertébrale, il s'articule avec elle par une trop large base, pour qu'on observe une déviation de nature à arrêter le travail; la puissance de la contraction agira d'une manière directe par l'intermédiaire de l'axe rachidien, la présentation glissera sur la marge du bassin, et l'engagement aura lieu. Il est vrai que parfois le doigt rencontre au détroit supérieur une des régions du pelvis que j'ai signalées tout à l'heure;

mais, dans ces cas, il y a obliquité utérine, ordinairement une antéversion prononcée, et l'obstacle à la terminaison du travail ne tient nullement au fœtus, mais à la mère, et il suffit, pour y mettre fin, de réduire la matrice dans sa direction normale.

Je n'accepte donc pas les positions inclinées du pelvis comme une cause de dystocie appartenant au fœtus. Les anciens l'admettaient, et Baudelocque, sous le nom de *présentation des hanches*, lui consacre un chapitre que les classiques plus modernes ont conservé ; mais les faits ne sont point venus en aide à la théorie du célèbre accoucheur, et je crois qu'il serait bien difficile de l'appuyer de quelque observation concluante. On n'en trouve même pas dans Hohl, qui relève avec tant de soin les cas rares de dystocie.

PRÉSENTATION DU TRONC.

La présentation du plan latéral du fœtus est une cause essentielle de dystocie ; la nature parfois expulse, au moyen de ses seules ressources, l'enfant dans cette position, et l'opération alors porte le nom d'*évolution spontanée*. Dans ce cas, la tête, fixée au-dessus du détroit supérieur, permet au corps infléchi sur lui-même de pénétrer doublé dans l'excavation et de sortir en se déroulant, comme une tige flexible dont une extrémité serait fixée au-dessus du pubis. Ce mode de terminaison spontanée est tellement meurtrier pour l'enfant et pour la mère, qu'il n'atténue en rien la formule absolue qui veut qu'on considère comme cause de dystocie toutes les présentations du tronc.

Il faut donc repousser comme erronée l'affirmation de Denman (*Aphorismes*, p. 132), qui conclut, dans sa trop complaisante indulgence, pour une opération qu'il a non pas entrevue le premier, mais que le premier il a assez bien décrite : qu'une femme non secourue ne peut périr lorsque l'enfant se présente par l'épaule.

Examinons l'obstacle qui s'oppose à l'accouchement.

Le diamètre le plus étendu du détroit supérieur est de 135 millimètres en moyenne, qui se réduit à 120, à mesure qu'on pénètre dans l'excavation. Le diamètre céphalique le plus favorable que le fœtus puisse engager avec une autre partie a au moins 90 millimètres; et ici, bien entendu, je ne puis tenir compte que des moyennes normales. Dans la présentation du tronc, il faudrait, pour que l'accouchement puisse avoir lieu, que la poitrine du fœtus, qui, d'après Bernt, cité par M. Jacquemier (tome II, p. 737), mesure, *avant* la respiration, de 680 à 800 millimètres dans son diamètre transversal, et 540 à 680 millimètres dans le sens antéro-postérieur, s'engageât avec la tête.

Si on ajoute le plus petit diamètre de la tête, soit 9 centimètres, au plus petit diamètre de la poitrine, soit 3 centimètres, on aura un total de 17 centimètres qui ne pourront *jamais* franchir un passage qui n'en présente que 12, même en admettant la réductibilité des parties molles du fœtus, qui ne saurait être bien considérable avant la respiration.

Il est une loi fondamentale de l'obstétrique exigeant, pour que l'accouchement se termine naturellement, QU'IL N'EXISTE POINT DE DIFFÉRENCES TROP SENSIBLES ENTRE LES DIAMÈTRES DE LA MÈRE ET CEUX DU FOETUS.

Tous les cas qui s'écartent de cette règle sont rejetés dans la dystocie, et j'aurai bien souvent, dans le courant de cette thèse, à en fournir des exemples ; car le plus grand nombre des causes de dystocie appartenant au fœtus tiennent à une augmentation de volume.

L'accouchement normal est donc impossible dans les présentations de l'épaule. Cependant on l'a vu se produire naturellement par l'évolution spontanée ; mais, dans ces cas, cela a été à peu près constamment avec une mort, parfois deux, comme résultat ; et encore la région la moins réductible, la tête, restait au-dessus du détroit supérieur, et les parties molles en contact avec elles-mêmes se tassaient, se moulaient, pour occuper le moins de place possible; de plus, les conditions nécessaires étaient un bassin large et un fœtus petit, poussé par des contractions énergiques. On a admis, il est vrai, une évolution spontanée dite *céphalique,* dans laquelle la tête, engagée avec le corps, sortait la première, et cette doctrine s'abrite de la grande autorité de M. Velpeau ; mais il faut ajouter que notre savant maître, qui l'admet comme possible, ne l'a jamais observée par lui-même, et qu'il considère comme nécessaire, pour cette terminaison, un fœtus *peu volumineux* et un bassin très-large, ce qui rentre non plus dans les conditions normales, mais dans les exceptions dont le diagnostic est à peu près impossible, et sur lesquelles un praticien ne doit jamais compter.

La présentation de l'épaule appartient donc essentiellement à la dystocie et ne peut pas être abandonnée à la nature.

L'intervention nécessaire consiste à pratiquer la version soit par manœuvres externes, soit, à une époque plus avancée du travail, par la version intra-utérine.

Si la version n'est praticable, on aura recours à l'embryotomie.

IVe CLASSE.

Dystocie causée par la procidence ou la direction vicieuse des membres du fœtus.

La procidence des membres est assez rarement une cause de dystocie, et c'est seulement lorsqu'ils s'engagent avec la tête qu'il peut survenir quelques difficultés. Une main ou un bras procidés dans un bassin normal n'entravent pas ordinairement la marche du travail, et les mouvements s'accomplissent naturellement. Un inconvénient de cette procidence, c'est qu'elle sert souvent de conducteur au cordon ombilical qui l'accompagne, et qu'elle permet l'écoulement complet du liquide amniotique ; aussi est-il bon d'en tenter la réduction dès le début, c'est-à-dire à une époque où elle est possible, si l'on a quelques raisons de redouter un travail un peu lent. La procidence de deux bras est un accident plus sérieux, et bien qu'on ait vu dans ce cas l'accouchement se terminer spontanément, il ne serait pas prudent de rester spectateur passif dans cette circonstance. Il faudrait donc essayer de réduire les membres procidés et les soutenir avec la main, jusqu'à ce que la tête appliquée sur l'orifice utérin les empêche de retomber, ou qu'un mouvement spontané du fœtus les maintienne réduits. S'il était impossible de les replacer au-dessus du détroit supérieur, et que le travail fût entravé sérieusement, on aurait recours à une application de forceps, qui réussit généralement bien.

La procidence d'un pied avec la tête semble plus grave, et Cazeaux en cite un exemple qui a dû nécessiter l'embryotomie chez une femme qui avait eu plusieurs accouchements; mais il faut ajouter que le bassin était rétréci, et que les parturitions, toutes laborieuses, n'avaient donné naissance qu'à des enfants qui n'ont point vécu. Dans ce cas, le pied engagé avec la face était tellement immobilisé, qu'il fallut avoir recours à l'embryotomie, et qu'il fut aussi impossible de l'extraire que de le repousser.

Le même auteur rapporte (p. 690) une autre observation, qui appartient au Dr Leflème, de Pontrieux ; la grossesse était gémellaire, le premier enfant expulsé. Le second s'offrit en position mento-pubienne compliquée de la procidence du pied droit, dont le talon était tourné vers le pubis, et de la main droite. Il est vrai de dire que des tentatives de version ayant été faites par une sage-femme, il est impossible de savoir si ces procidences avaient été spontanées ou le résultat de manœuvres mal dirigées.

Quoi qu'il en soit, tout refoulement de la tête fut impossible, et vainement eut-il recours au forceps. Manquant des instruments nécessaires pour l'embryotomie, il fut obligé de quitter la femme pendant quelques heures ; à son retour, la malade avait succombé.

Les procidences des membres inférieurs dans les présentations du sommet sont assez rares ; c'est pour ce motif que j'en rapporterai quelques faits. Ils prouveront que si le pronostic un peu sombre de Cazeaux est jusqu'à un certain point justifié, il est des cas où ces procidences n'ont point de gravité.

Présentation simultanée de la tête et d'un pied, par le Dr Doherty. — Femme âgée de 36 ans, à terme ; elle entra à l'hôpital de la Maternité, de Dublin, le 13 décembre 1838, à sept heures du soir. Une heure après, les membranes se rompirent, et lorsque le col fut suffisamment dilaté, on reconnut dans le vagin, du côté droit, la présence du cordon et du pied gauche du fœtus, pendant que la tête s'engageait, à gauche, dans le détroit supérieur. On s'assura en outre que le diamètre antéro-postérieur du bassin était notablement diminué par la saillie anormale de l'angle sacro-vertébral ; on essaya de tirer sur le pied, tandis qu'on s'efforçait, avec la main gauche, de faire remonter la tête ; mais ce fut inutile. Alors le Dr Kennedy chercha à saisir la tête avec un long forceps, et, comme il s'aperçut qu'il serait obligé d'employer, pour y réussir, des efforts beaucoup trop considérables pour la sûreté de la femme, il ne tarda pas à y renoncer. Dans l'intervalle, les battements du cordon s'étaient arrêtés, de manière que rien ne s'opposait plus à la perforation du crâne. La tête fut vidée et le fœtus péniblement extrait. (*Archives gén. de méd.*, 4e série, t. XI, p. 109.)

Voici quelques autres observations qui ont fourni un résultat moins funeste.

Procidence des pieds et des mains dans un cas de présentation du sommet. — Le 17 octobre 1675, j'ai accouché une femme d'un très-gros enfant, vivant qui avait les pieds et les mains fortement engagés au passage avec la tête, lorsque je fus mandé pour la secourir. Sa sage-femme, ayant tenté de tirer cet enfant par un pied, sans en pouvoir venir à bout, avait au contraire plus fortement engagé la tête au passage, faute de l'avoir repoussée en dedans, aussi bien que les mains qui se présentaient, avant de le tirer par les pieds, comme je fis en sa présence, lui faisant comprendre qu'en ces opérations, le bon jugement de celui qui travaille est encore plus nécessaire que la force du corps, qu'elle disait n'avoir pas, pour pouvoir faire ces laborieux accouchements. (Mauriceau, obs. 145.)

L'observation 206 contient deux faits de même

nature et terminés heureusement. Dans l'obs. 522, il existait une grossesse gémellaire, et le second fœtus était arrêté par la procidence d'un pied et d'une main ; la terminaison fut également heureuse. Dans ces cas, il put repousser la tête et amener l'enfant par les pieds.

Procidence d'un pied, d'une main et du cordon. — De Lamotte (*Traité d'accouchements*, t. II, p. 935), obs. 319, cite un cas de procidence d'un pied, d'une main et du cordon, dans une présentation du sommet. « Sans m'arrêter, dit-il, à aller chercher l'autre pied, tant le passage était occupé de cette quantité de parties, j'attirai celui qui se présentait avec une de mes mains, pendant que de l'autre je repoussais la tête au dedans, afin que le siége eût la liberté de passer, ce qui me réussit très-bien. »

Procidence des deux mains, d'un pied, et du cordon. — Dans l'observation 320 (page 937), dans une présentation du sommet, il trouva une procidence des deux mains, d'un pied et du cordon ; il repoussa la tête, alla chercher l'autre pied, et fit la version d'un enfant mort.

Procidence des membres inférieurs et d'un bras, observée par M. Harris. — Une femme, âgée de 37 ans, était en travail depuis vingt-six heures, le travail se trouvait à la seconde période ; la main gauche sortait de la vulve, les deux pieds procidaient à l'entrée du vagin, et la tête était engagée au détroit supérieur, dans la seconde position ; les pieds affectaient la cinquième position. La présentation régulière de ces différentes parties fit supposer à l'auteur qu'elles appartenaient toutes à un même enfant. M. Harris, après s'en être assuré, appliqua le forceps ordinaire, ce qui a été assez facile, et tira la tête; les pieds descendirent au-devant d'elle, le tibia appliqué sur la face. Le placenta est sorti quelques minutes après. L'enfant était mort avant le travail, les suites de couches ont été heureuses. (*The Medical examiner of Phil.*, 26 janvier 1839.)

Cette observation est rare; il est très-remarquable que ni la présence des deux jambes, ni celle des bras, n'aient mis obstacle au libre passage de la tête. L'auteur n'en indique pas le volume, et cela est regrettable; mais, en la supposant même, ce qui est probable, très-peu développée, on s'explique difficilement par quel mécanisme cette procidence multiple a pu se faire. Quoi qu'il en soit, cette observation est de nature au moins à diminuer un peu les appréhensions, et la gravité du pronostic que Cazeaux était disposé à formuler en pareil cas.

Dans les présentations du siége, il arrive très-fréquemment, surtout si l'impatience du chirurgien ou les nécessités de l'accouchement ont hâté le travail, que les bras restent dans l'excavation relevés sur les côtés de la tête. Cette complication peut être sérieuse si on la méconnaît, et si des tractions sont opérées sur le corps du fœtus. Les efforts énergiques pourront compromettre son existence, soit par lésions de la moelle, soit en laissant séjourner dans l'excavation la tête, qui peut comprimer le cordon; Ils auront en outre l'inconvénient de rendre l'intervention plus pénible et d'enclaver, en quelque sorte, la tête arrêtée par ce rétrécissement artificiel.

Il faut donc, aussitôt que l'accident se manifeste, cesser toute traction et dégager d'abord le bras qui est en arrière, en introduisant les doigts jusqu'à l'articulation huméro-cubitale, de manière à servir en quelque sorte d'attelles pour éviter la fracture du bras, qui sera ramené vers le plan antérieur du fœtus. Si le membre antérieur était trop pressé contre le bassin pour qu'on pût facilement l'atteindre, on imprimerait au corps du fœtus un léger mouvement de rotation qui faciliterait singulièrement la manœuvre.

Une déviation dans la direction des membres, plus embarrassante, peut survenir, surtout lorsqu'on a imprimé au corps du fœtus un mouvement de rotation pour ramener le plan postérieur en avant, soit dans la version, soit dans la présentation du siége. Il peut se faire qu'un des bras ne suive pas le mouvement et reste en arrière du tronc. Lorsque l'extraction se fait, il remonte et vient, arrêté par le pubis, se loger derrière la nuque, en suivant une marche ascendante. Il est encore possible que le bras, relevé au moment de la rotation, vienne occuper la même place et arrive à la nuque de haut en bas. Ce croisement des bras derrière la nuque est un obstacle des plus sérieux à l'expulsion de l'enfant, et il est nécessaire de faire disparaître cet obstacle. L'intervention est le plus souvent extrêmement difficile, car le bras se trouve serré entre le bassin et la tête, et la manœuvre est très-pénible, puisqu'il faut nécessairement que le bras suive la route qui l'a conduit à la nuque; si le croisement s'est fait de haut en bas, ce qu'indiquera l'écartement de l'épine de l'omoplate de la ligne médiane, il faudra le repousser par en haut; si au contraire il a suivi une marche ascendante, ce qu'on reconnaîtra au rapprochement de l'angle de l'omoplate vers la ligne médiane, il faudra le tirer par en bas.

VICES DE DIRECTION DES MEMBRES.

M. Simpson a observé un cas de dystocie par déviation des membres, qui est fort intéressant à cause de sa rareté. Ordinairement le croisement des bras derrière la nuque se produit dans les présentations du siége; ici c'est dans une présentation du sommet que l'incident s'est produit. Voici l'observation :

Dystocie provenant de la position de l'avant-bras de l'enfant en arrière du cou. — « M. le professeur Simpson a communiqué, il y a quelques mois, à la *Société obstétricale d'Édimbourg*, un cas de dystocie dont les auteurs ne font pas mention. Il consiste en ce que l'un des bras de l'enfant est placé derrière le cou, ce qui apporte un obstacle infranchissable à la descente de la tête. M. Simpson avait été appelé par un médecin qui assistait une femme; la tête de l'enfant restait, depuis plusieurs heures déjà, immobile au détroit supérieur, malgré d'énergiques contractions de l'utérus. C'étaient les dixièmes couches de cette femme, dont les neuf précédentes avaient été tellement rapides que l'accoucheur, en arrivant, avait toujours trouvé la délivrance opérée. M. Simpson ayant, comme il le fait toujours en pareille circonstance, soumis la malade à l'influence du chloroforme , s'assura que les détroits avaient l'ampleur suffisante, et que la tête du fœtus ne remplissait même pas entièrement le bassin ; puis, portant le doigt plus haut, au delà de l'oreille gauche de l'enfant, il trouva un corps saillant, qu'il reconnut pour le coude, terminant l'avant-bras gauche de l'enfant, qui s'était placé horizontalement derrière la tête. Alors il saisit la main et la porta en bas et en avant, afin d'avoir une présentation de la tête et du bras moins compliquée que la précédente ; mais le travail ne marcha pas beaucoup plus vite pour cela. Cependant les battements du fœtus étaient descendus à 75. M. Simpson se décida à faire la version podalique, qui fut rendue très-facile à l'aide du chloroforme. Il amena un enfant bien vivace, et dont le bras put pendant deux jours être ramené dans la position qu'il occupait dans l'utérus. La mère se rétablit très-bien. » (*Journal des connaissances médico-chirurgicales,* janvier 1851, page 47.)

Ve CLASSE.

Dystocie par inclusion parasitaire.

Il est une cause de dystocie assez rare, qui n'a encore été signalée par aucun auteur, et dont j'ai pu réunir assez d'observations pour me croire en droit d'en faire une classe spéciale.

Elle est constituée par ce que j'appellerai la *dystocie fœtale par inclusion parasitaire.*

Dans ces cas, un fœtus, développé dans un autre,

forme, par son volume, une tumeur de nature à entraver le travail de l'accouchement.

La première des observations que je rapporte m'a été communiquée par M. Chédevergue, interne des hôpitaux, et je me borne à la transcrire telle qu'il a bien voulu me la remettre.

Monstruosité par inclusion fœtale; dystocie. — La nommée Kieffer entre à l'hôpital Lariboisière le 28 janvier 1861.

A une heure du matin, je suis appelé auprès d'elle, l'accouchement ne pouvant se terminer par les seules forces de la nature. Je trouve le tronc engagé — dos en avant — à travers le détroit inférieur et fortement étreint au niveau des cinquième et sixième côtes. L'enfant est bleuâtre, cyanosé, et il a cessé de vivre.

On m'apprend que l'occiput s'est dégagé en première position, que la tête et les membres supérieurs ont franchi la vulve, il y a dix minutes, et que l'enfant a crié et vécu huit ou neuf minutes. Il expirait un instant avant mon arrivée.

Le mouvement de rotation extérieure (cinquième temps) a manqué, puisque le dos regarde directement en avant, et l'accouchement se trouve arrêté à un moment où il ne se rencontre presque jamais de difficulté. Je cherche à me rendre compte de cette marche insolite, et j'exerce immédiatement sur le fœtus de légères tractions pour juger de la résistance: il reste immobile. Je sens alors, par la palpation à travers la paroi abdominale, dans le flanc gauche, une tumeur volumineuse, qui se dessine du reste très-visiblement sous la peau.

Je pense un instant à une grossesse double, mais j'ausculte et je n'entends aucun bruit.

Sans perdre mon temps en explorations inutiles, je fais placer la femme en travers sur le lit, les cuisses écartées, et n'ayant pas à ménager la vie de l'enfant, je le saisis avec une certaine force pour l'amener au dehors, je gagne peu à peu du terrain, mais ce n'est qu'après plusieurs tentatives, qui durèrent de cinq à huit minutes, que, sous l'influence d'un nouvel effort l'extraction s'opère brusquement.

J'aperçois alors un fœtus d'un étrange aspect : il est du sexe féminin ; toutes les parties supérieures du corps ont une conformation normale, mais on voit se détacher des régions fessières deux tumeurs, chacune du volume d'une tête de fœtus à terme environ, qui pendent, soutenues par un assez large pédicule s'étendant de la région sacrée au périnée, sur lesquelles la peau se continue avec celle des parties voisines ; vues à une certaine distance, elles ont quelque ressemblance avec ces tumeurs volumineuses des bourses qui pendent entre les jambes. Les membres inférieurs, plus grêles que d'habitude, sont un peu déjetés en dehors.

L'une de ces tumeurs est molle et fluctuante et en grande partie remplie de liquide ; l'autre est aussi élastique à la superficie, mais les parties solides y dominent. A la région sacrée postérieure, on sent une petite dépression indiquant que le canal sacré n'est pas fermé en arrière ; il y a un spina bifida.

M. Voillemier, à qui je montre l'enfant, diagnostique une monstruosité par inclusion fœtale. — Cette opinion est complétement vérifiée par l'examen direct, puis par l'examen microscopique, fait avec beaucoup de soin par M. Constantin Paul.

Inclusion fœtale observée par Capuron. — La femme avait 22 ans et était enceinte pour la seconde fois. Les douleurs continuent toute une nuit sans interruption, et le col reste fermé. Dans la matinée cependant, la dilatation commence, et une poche de liquide se présentant est percée et donne issue à une livre d'eau environ. Néanmoins le travail s'arrête. M. Capuron reconnaît une nouvelle poche rénitente et attend. A une heure du matin, les douleurs se réveillent, la saillie de la nouvelle poche augmente; perforée, elle laisse s'écouler environ 8 ou 10 pintes de liquide. L'enfant ne tarde pas à sortir, mais se trouve arrêté au niveau des hanches par un obstacle très-résistant. On sent une tumeur plus grosse que la tête d'un fœtus à terme, et adhérant à la partie postérieure et inférieure du tronc. Les parois en sont souples et molles, quoique distendues; on les rompt, et il s'écoule une grande quantité de liquide, qui, en diminuant le volume de la tumeur, rend facile l'extraction complète du fœtus.

Il s'agissait, dans ce cas, d'une tumeur constituée par l'agglomération des débris d'un produit informe de la conception, débris contenus dans un sac cutané périnéal : ce qui fait que M. Ollivier range cette tumeur parmi les monstruosités par inclusion extérieure et cutanée. (Extrait des *Archives générales de médecine*, t. XV, 1re série, p. 539.)

Inclusion fœtale dans la région fessière et périnéale, observée par Martin (de Lyon). — Une femme de Lyon accoucha en 1800, dans le mois de mai, d'un enfant mâle qui présentait au périnée une tumeur adhérente, qui avait en grosseur plus de deux fois le volume de la tête de cet enfant. Sa surface était inégale, molle et fluctuante sur plusieurs points, et avait une dureté comme osseuse sur d'autres; sa base, très-large, couvrait l'espace compris entre le scrotum et l'anus, se prolongeant de chaque côté sur les fesses. Cet enfant ayant été apporté à l'hospice de la Charité, j'appris de l'accoucheur que cette énorme tumeur avait rendu l'accouchement long et difficile, sans cependant y apporter des obstacles qui nécessitassent l'emploi d'aucun instrument.

Cette tumeur renfermait un fœtus inclus. (Extrait du *Bulletin de Férussac,* numéro de septembre 1827.)

Cet accouchement long et *difficile* n'a pas nécessité l'intervention de l'instrument; mais, s'il a été *difficile,* il est clair que la main de l'accoucheur est intervenue. Le fait appartient donc à la dystocie.

Smellie (t. III, p. 428) parle d'une lettre de Huxham, adressée à Mortimer, où il fait la description d'un enfant qui avait une tumeur extraordinaire près de l'anus, laquelle contenait quelques rudiments d'un embryon.

Voici le fait dont Smellie a voulu parler; il a été observé par Wils et se trouve relaté plus complétement dans *Philosoph. transact.*, t. LV, p. 325.

Fœtus inclus dans la région sacrée. — J. Périne, de Charleton, accoucha, le 11 juillet 1746, d'une fille à terme. De la partie supérieure de la région sacrée, se détachait une énorme tumeur qui comprenait latéralement toute l'étendue des muscles fessiers, occupait le périnée, et pendait entre les cuisses et se prolongeait inférieurement jusqu'au-dessous du niveau des genoux. Son volume était bien plus considérable que le corps entier de l'enfant, sa consistance était molle, il existait dans son centre une masse dure et très-résistante. Cette masse dure était constituée par un fœtus inclus.

Il n'existe pas de détails sur l'accouchement; mais il est bien probable que cette tumeur, aussi volumineuse que le fœtus lui-même, soudée à sa région sacrée, a dû, par son volume énorme, compliquer le travail.

M. de Lassone communiqua en 1771, à l'Académie des sciences de Paris, le fait suivant, observé par un chirurgien de Carpentras, nommé Guyon : Un fœtus mort-né, mais venu à terme, portait, à la partie inférieure de la région lombaire, une tumeur plus grosse que la tête d'un enfant bien conformé ; on en fit l'ouverture, et l'on trouva dans son intérieur une tête, les os d'un bassin, un fémur, et plusieurs os difformes, qui semblaient appartenir à un fœtus de 4 mois.

J'emprunte les deux observations qui suivent à un travail publié par M. Constantin Paul dans les *Archives générales de médecine* (juin 1862).

Observation Ire. — Fille de 2 mois, nommée H..., née en Angleterre, à Bemister, Dorsetshire, 1748. L'enfant était née avec une tumeur qui allait du siége jusqu'aux pieds, était couverte d'une peau mince et contenait du liquide. Après quelques jours, la peau creva, et on put voir le contenu. Au moment de cette observation, l'enfant se portait bien du reste. On vit dans la tumeur une masse charnue régulière, avec une peau souple. Une partie de cette masse faisait saillie dans le bassin et remontait jusqu'au milieu de l'épine dorsale. A partir du milieu de cette masse, le rectum se dévie, et les excréments sont rendus régulièrement par la région de l'aine gauche.

Dans l'intérieur de cette masse, on pouvait sentir des os, on pouvait voir clairement à sa surface une main et un pied. A la main, il y avait cinq doigts et un pouce ; au pied, cinq orteils. D'autres parties, par exemple, le sexe, ne pouvaient se reconnaître. Le narrateur dit que la tête du fœtus faisait saillie sur le contour, et, pour compléter l'irrégularité, était à peu près cachée.

Le fœtus pouvait, s'il était retiré, avoir la grosseur d'un enfant.

INCLUSION PARASITAIRE DANS LA RÉGION LOMBAIRE.

Obs. II. — Un garçon, du nom de ..., né en Allemagne, non loin de Hanau, 1799, complétement développé; mort peu de temps après la naissance.

Il avait au périnée, jusqu'à la terminaison de la colonne vertébrale, un sac cutané si gros, que les jambes devaient s'écarter et se porter en avant, en prenant la position d'un cavalier à cheval. Le sac pesait 3 livres et demie, il était recouvert par les fesses et adhérait à la partie interne de la cuisse gauche.

L'anus se trouvait repoussé à gauche, il était placé de côté au-dessous de la cuisse ; le coccyx était courbé en arrière et se perdait dans le sac. Partout on pouvait sentir la fluctuation jusqu'à un endroit dur comme la pierre et situé en bas.

Ici l'énumération et l'examen des parties contenues dans cette tumeur, qui était les restes informes d'un endocymien.

Je vais au-devant d'une objection qui pourrait m'être faite : c'est qu'on ne mentionne point que, dans ces trois derniers cas, les tumeurs aient donné lieu à de la dystocie. Il suffit, je crois, d'examiner ce qui se passe dans les accouchements où d'aussi volumineuses tumeurs adhérentes au fœtus sont observées, pour croire que le travail ne s'est point terminé sans intervention, l'absence de détails ne permettant du reste nullement de conclure qu'il a été naturel. Ces observations ont été prises à un tout autre point de vue que celui de la dystocie, on les a notées uniquement comme des faits curieux de monstruosité par inclusion, et on s'est fort peu occupé des circonstances de l'accouchement.

Je signalerai une autre forme de l'inclusion fœtale qui peut être cause de dystocie. Je ne suis point assez partisan des subdivisions méthodiques pour en faire une classe à part, et je n'en possède qu'une observation ; mais je la place en dehors des précédentes, comme un jalon auprès duquel d'autres faits semblables pourront plus tard venir se grouper.

Voici ce cas assez curieux, que j'ai trouvé dans Lauverjat (*Nouvelle méthode de pratiquer l'opération césarienne*, p. 13) :

Obstacle à l'accouchement par les restes d'un enfant contenu dans l'ovaire.—Le 13 mars 1777, la nommée X..., en travail et à terme, était assistée sans succès, depuis quarante-deux heures, par une sage-femme. M. B..., qui fut appelé, me fit mander. La tête de l'enfant se présentait à l'excavation dans la position la plus avantageuse ; à la partie latérale droite de la saillie du sacrum, était une tumeur dont le volume rétrécissait considérablement l'évasure droite du détroit supérieur. En conséquence, nous jugeâmes que l'expulsion de l'enfant serait impossible ; son extraction par les pieds fut regardée par mon confrère comme la seule ressource. Je pensai, au contraire, qu'il ne pourrait être conservé que par l'opération césarienne. On tira l'enfant par les pieds, l'opération fut des plus laborieuses. La tête fut arrêtée sur le détroit supérieur, les plus violents efforts ne purent le lui faire franchir. L'enfant perdit la vie; un de ses bras ne fut dégagé qu'à l'aide du crochet du forceps, et la sortie de la tête obtenue que par l'application difficile et réitérée de l'instrument; on observa que le col était luxé. La mère périt cinquante-deux heures après l'accouchement.

Le cadavre fut ouvert, on trouva dans l'abdomen une matière crétacée et des cheveux.

La tumeur que nous avions prise pour une exostose était l'ovaire, dans lequel se trouvait une matière crétacée semblable à la précédente, des cheveux, des portions d'os du crâne, et la mâchoire inférieure armée de neuf dents sorties de leurs alvéoles, et aussi blanches et aussi dures que celles d'un enfant de 8 à 10 ans. On remarquait à l'ovaire une crevasse qui avait donné issue à la matière crétacée et aux cheveux trouvés dans l'abdomen; sans cette ouverture qui avait permis la sortie d'une partie de ce que contenait l'ovaire, on n'aurait pu terminer l'accouchement.

Les renseignements relatifs aux antécédents de la malade ne me permettent pas d'affirmer si les débris du fœtus contenus dans l'ovaire étaient le résultat d'une inclusion parasitaire ou d'une grossesse extra-utérine; mais les débris observés, le maxillaire et les dents, appartenaient bien à un fœtus, frère ou oncle de celui qui s'était développé dans la cavité utérine, et la dystocie mortelle a été causée par ces restes d'une génération avortée.

On retrouve cette observation dans Baudelocque (t. II, p. 271). Au premier abord, on croirait que ce n'est pas la même; car, dans l'un et l'autre auteur, on s'abstient de nommer les collaborateurs de cette opération, terminée par Baudelocque, qui a repoussé l'opération césarienne. Le troisième accoucheur assistant était Deleurye.

Lorsque les tumeurs formées par un produit d'inclusion parasitaire sont assez volumineuses pour entraver le travail, on les vide par une ponction.

VIe CLASSE.

Dystocie causée par la présence de fœtus multiples adhérents ou isolés.

GROSSESSES GÉMELLAIRES; FOETUS ISOLÉS.

Les grossesses gémellaires donnent bien rarement lieu à des cas de dystocie fœtale; le petit volume des enfants rend leur expulsion facile. Il peut arriver cependant que cette circonstance favorise l'engagement simultané de deux parties volumineuses, et que le travail soit sérieusement entravé dans sa marche.

Lorsque les deux têtes s'offrent en même temps, la contraction produit ordinairement un déplacement qui fait que l'une, repoussée vers la fosse iliaque, permet à l'autre de s'engager, et ne se présente à son tour que quand les détroits sont libres. Quelque petits que soient les fœtus à terme, on ne peut guère supposer leur diamètre bipariétal moindre de 7 à 8 centimètres; cela donne un total de 14 à 16 qui ne pourront point s'engager dans l'excavation. On ne comprend donc la possibilité de cet engagement simultané que lorsque les enfants ont subi un arrêt de développement qui les éloigne des conditions normales, ou que l'un des deux, mort à une époque très-antérieure, ne soit qu'un avorton. On conçoit mieux que la seconde tête se loge dans la dépression de la région cervicale du premier, et s'engage dans cette situation. Ces cas sont plus rares qu'on ne saurait le croire. M. Chailly cite le suivant dans son traité d'accouchements (p. 458); il s'agissait d'une grossesse trigémellaire.

« La tête d'un des enfants se présentait en position secondaire occipito-antérieure ; elle était petite et assez mobile dans l'excavation pour que les contractions, quoique faibles, n'eussent dû depuis longtemps l'expulser, si les épaules n'avaient été retenues au détroit supérieur. Ma main droite, introduite assez facilement entre la tête et le sacrum, pénétra jusqu'au détroit supérieur, et je reconnus alors la cause du retard de l'accouchement. Une seconde tête se présentait après la première, et était fortement fixée au détroit supérieur ; elle s'était logée dans l'espace compris entre la tête et l'épaule du premier enfant, et s'opposait à l'engagement des épaules du premier fœtus. Je soulevai cette seconde tête, et les contractions, que j'avais ranimées à l'aide du seigle ergoté, ne tardèrent pas à dégager le premier enfant, qui fut immédiatement suivi du second. Ces deux produits étaient contenus dans le même chorion ; quant au troisième enfant, il était solitaire, son expulsion s'effectua par la présentation pelvienne et sans rien présenter de remarquable. »

Si, dans les cas où les têtes sont simplement en présence au détroit supérieur, la contraction utérine était insuffisante pour déplacer un des sommets, et si le travail en était sensiblement retardé, on aiderait ce déplacement, au moyen des doigts, en repoussant vers la fosse iliaque celui qu'on jugerait le moins central.

Si deux têtes d'enfant extrêmement peu développées avaient pu descendre et s'immobiliser dans l'excavation, on appliquerait le forceps sur la plus accessible, et, en cas d'insuffisance de l'instrument, on aurait recours au céphalotribe.

Un fait de dystocie causé par l'engagement de deux têtes, et qui a été noté plusieurs fois, est celui où, l'un des enfants engagé en présentation du siége et ayant encore la tête et le cou au-dessus du détroit supérieur, l'extrémité céphalique de l'autre vient se loger dans sa dépression cervicale. Le premier entraîne le second, en quelque sorte, comme le nœud d'une corde entraîne un bouchon retenu dans une bouteille.

La progression du fœtus en présentation du siége, qui marchait normalement, se trouve arrêtée, et l'ignorance où l'on est de cette cause d'arrêt fait qu'on pratique des tractions qui n'ont d'autre résultat que d'aggraver la situation, en engageant davantage des parties trop volumineuses pour sortir ensemble.

Cependant on a vu, dans ces circonstances, le travail se terminer sans mutilation du fœtus et par un mécanisme qui n'a pas toujours été le même.

Dans une observation d'Allan, citée dans l'excellent ouvrage de M. Jacquemier (t. II, p. 131), les deux têtes furent expulsées par une forte douleur. Dans ces circonstances, Allan propose la détroncation du fœtus engagé par le pelvis, de manière à pouvoir repousser sa tête au-dessus de l'excavation.

Dans un cas rapporté par Clough et cité également par M. Jacquemier, la tête du second enfant sortit la première.

Énaux (*Journal de médecine*, novembre 1771), ne pouvant repousser la tête du second, fit sur elle une application de forceps, pendant qu'un aide soulevait vers le pubis de la mère l'enfant dont le tronc était sorti; il amena ainsi le premier celui qui aurait dû naître le dernier.

Mme Lachapelle (4e mémoire, obs. 20) rapporte une observation semblable, dans laquelle les fœtus furent extraits ensemble. Le cou du premier avait été allongé et par les tractions et par la compression de l'autre tête; il vint mort, mais l'autre survécut quelques jours.

Hœdrich, dans un fait rapporté par M. Tarnier dans sa thèse, et emprunté au journal de M. Malgaigne (1845), a observé l'expulsion par le même mécanisme. Comme dans le cas précédent, l'enfant premièrement expulsé était mort; l'autre, en état d'asphyxie, fut ranimé. Il n'y avait qu'un seul amnios pour les deux fœtus.

Dans l'observation de M. Carrière, également empruntée au journal de M. Malgaigne (1848), les phénomènes furent les mêmes : le jumeau supérieur fut extrait vivant par une application de forceps, et le jumeau inférieur, comme dans les cas précédents, ne donnait plus aucun signe de vie.

M. Tarnier cite encore un autre fait analogue, appartenant à M. Calise et emprunté à la *Gazette médicale*, 1837, p. 235.

Enfin les deux têtes peuvent affecter une disposition différente et qui rend encore plus laborieuse la terminaison du travail. L'un des fœtus présente le plan latéral, et, lorsque l'autre s'engage par le sommet, les deux régions cervicales se croisent, et le tronc du fœtus engagé se trouve retenu au-dessus de l'échancrure formée par la dépression du cou de l'autre fœtus.

Un fait de cette nature a été observé par M. Jacquemier en 1838 ; il le rapporte en ces termes dans son traité d'accouchements (t. II, p. 131) :

« Une femme fut apportée presque mourante à la Maternité, et succomba quelques heures après son entrée. La sage-femme qui l'accompagnait dit qu'elle était enceinte pour la neuvième fois, que tous ses accouchements avaient été longs, mais naturels, et que dans ce dernier, elle souffrait depuis neuf jours, et que les eaux étaient écoulées depuis trois, que le forceps avait été appliqué sans succès. La tête, profondément engagée dans l'excavation pelvienne, écartait déjà les lèvres de la vulve. Mais cette femme était dans un état désespéré, et, la mort etant certaine, on ne fit aucune tentative pour la délivrer. A l'ouverture du cadavre, on trouva deux fœtus dans la cavité utérine, les deux œufs divisés ne renfermaient plus de liquide. Le fœtus dont la tête plongeait dans l'excavation pelvienne était en position occipito-cotyloïdienne gauche et avait franchi l'orifice utérin. Le second était en position céphalo-latérale droite de l'épaule gauche, la tête reposait sur la fosse iliaque droite, et le devant du cou, situé au-dessous de l'épaule antérieure du premier fœtus, embrassait exactement son cou dans une demi-circonférence; l'épaule gauche appuyait sur le rebord gauche du bassin, et le tronc se relevait parallèlement à celui du premier dans le côté gauche de la matrice. D'ailleurs les fœtus étaient peu volumineux; le premier pesait 6 livres et demie, le second 1 livre de plus. Cette femme était forte et bien conformée, son bassin avait des dimensions ordinaires. »

Ce fait est rare, mais j'en ai rencontré deux dans Baudelocque (t. II, p. 531): un qui appartient à Solayrès, qui ne put extraire que deux enfants morts, et un autre qui appartient à Baudelocque (p. 534). Dans ce cas, les régions cervicales du fœtus étaient également croisées, mais le premier s'était présenté par le siége, qui était hors des parties génitales. La mère et les enfants succombèrent après six jours de souffrances, sans que le travail fût terminé.

Dans ce cas, il est bien difficile de déterminer l'intervention, et la céphalotripsie sera probablement la seule ressource.

La présence de plusieurs membres inférieurs dans l'excavation peut devenir une cause de dystocie, lorsque des tractions imprudentes sur deux membres appartenant à des fœtus différents engagent les deux extrémités pelviennes dans l'excavation. Il peut se faire une espèce d'enclavement très-difficile à réduire.

Dans une grossesse trigémellaire, Pleismann, cité par Cazeaux (p. 666), trouva l'orifice bouché par des parties engagées, qui lui semblèrent, au premier abord, des mains et des pieds en *quantité ;* c'étaient quatre membres inférieurs sortis jusqu'au jarret. Il put remédier à ces procidences en faisant suspendre la femme par les jarrets et en faisant une tentative de réduction, qui avait échoué déjà, mais qui eut un plein succès lorsque la femme fut mise dans cette situation

C'est une idée qui n'est pas absolument neuve, car elle remonte à Hippocrate ; mais elle est ingénieuse, et elle pourra peut-être réussir si la matrice n'est point trop rétractée et si elle contient encore du liquide amniotique.

La procidence des membres d'un fœtus peut compliquer la présentation de la tête d'un autre jumeau, que l'accident soit survenu spontanément ou qu'il soit dû à des manœuvres et tractions imprudentes.

JUMEAUX ADHÉRENTS.

La multiplicité de forme, les variétés dans le mode d'ahérence des jumeaux, et surtout la terminaison si différente des accouchements de cette nature dans des cas identiquement semblables, rendent extrêmement difficile l'étude de cette cause de dystocie.

En effet, peut-on, même par l'introduction de la main dans la matrice, déterminer le volume des parties, la configuration et les connexions des fœtus ? peut-on prévoir la combinaison des rapports que ces deux êtres soudés affecteront avec le bassin ? Dans le plus grand nombre de ces cas, évidemment cela est impossible.

Mais j'admets ces notions acquises, on tombe encore dans l'imprévu : il ne s'agit point ici du mécanisme du travail avec une seule tête, un seul corps; il n'existe plus de règles, de temps, dont l'évolution successive dicte au praticien le mode d'intervention qu'il doit mettre en œuvre.

Aussi Baudelocque, que son immense expérience avait mis aux prises avec toutes les difficultés de la pratique, a dit à ce sujet (*Traité des accouchements*, t. II, p. 254) :

« Si l'accouchement a pu s'opérer quelquefois par les seuls efforts de la nature, malgré une conformation aussi singulière et aussi monstrueuse, ces exemples, loin de nous éclairer sur les règles qu'il faudrait suivre en pareil cas, ne font que jeter plus d'incertitude sur le parti que nous devons prendre. »

Un demi-siècle s'est écoulé depuis que l'illustre accoucheur a écrit cette appréciation décourageante, et l'on peut dire qu'elle est encore aussi vraie que le jour où il l'a formulée. La position des fœtus et l'habileté de l'accoucheur jouent évidemment un grand rôle dans la manière dont se termine le travail; mais c'est bien plutôt dans la spontanéité de son esprit que dans les théories classiques que le praticien puise les motifs de ses déterminations.

En général l'expulsion des fœtus soudés par un point limité du corps, surtout si ce point est inférieur à l'ombilic, se fait assez facilement et même souvent spontanément. Les difficultés qui surviennent sous l'influence de la présentation de deux têtes au passage sont d'autant plus grandes, que la soudure se fait sur un point plus rapproché de l'occiput et surtout sur l'occiput lui-même.

Lorsque j'ai parlé de l'accouchement laborieux dans les cas de jumeaux isolés, j'ai signalé les différentes complications qui peuvent être la conséquence d'un engagement simultané. La plupart de ces complications peuvent se présenter pour les fœtus adhérents; seulement elles sont souvent plus sérieuses, en raison même de cette adhérence. Les indications à remplir sont parfois les mêmes; mais, je le répète, à cause des variétés que présente ce genre de dystocie, il est difficile de déterminer à l'avance le mode d'intervention. Parfois la version, souvent le forceps, et rarement le céphalotribe, seront nécessaires pour terminer l'accouchement.

Mais un principe qui ne doit jamais être oublié,

c'est qu'en cas de danger, les fœtus doivent toujours être sacrifiés au salut de la mère.

J'ai réuni un certain nombre d'observations d'accouchements de fœtus adhérents, car elles ne sont point rares dans la science, à peu près tous les faits qui se sont produits ont été publiés; mais les conclusions contradictoires qu'on peut tirer de ces observations, les résultats si différents que le même genre de monstruosité a permis d'observer, m'engagent à les passer sous silence.

VIIe CLASSE.

Dystocie causée par une erreur de lieu dans le développement du fœtus.

La grossesse extra-utérine est certainement un des cas de dystocie par cause fœtale le plus irrémédiable qu'il nous soit donné d'observer, car à peu près constamment la mort de la mère, et surtout de l'enfant, en est la conséquence.

La mère succombe le plus souvent avant que la grossesse soit même soupçonnée, et, dans les cas rares où elle va jusqu'à terme, le diagnostic est parfois tellement difficile, que les maîtres les plus expérimentés l'ont méconnue quand elle existait, et ont cru l'observer lorsqu'elle n'existait pas.

Ici la dystocie menaçante n'apparaît pas seulement au moment de la parturition, c'est presque au début de la grossesse que l'existence de la mère est menacée.

Sans m'arrêter à la classification plus méthodique que scientifique introduite par Dezeimeris dans l'étude de cette question, je diviserai la dystocie par une erreur de lieu dans le développement du fœtus en deux classes.

1° *Grossesse extra-utérine développée dans un lieu qui ne permettra pas au fœtus d'atteindre l'époque où on peut constater son existence au moyen des signes sensibles.* Dans cette classe, on peut placer à peu près tous les cas où l'œuf s'est arrêté sur un point autre que la cavité abdominale. La rupture du kyste a lieu dans ces circonstances avant, je le répète, qu'on ait supposé la grossesse extra-utérine : il est donc clair qu'il n'existe aucune indication à remplir, et que la femme est forcément abandonnée aux chances de ruptures du kyste, à peu près sûrement mortelles.

2° *Grossesse extra-utérine abdominale.* Ici le fœtus peut vivre jusqu'à terme, et même au delà, s'il est vrai que le Dr Grossi ait pu, avec d'autres confrères, constater la vitalité d'un fœtus de 14 mois. Mais si, dans les cas de dystocie ordinaire, la persistance de la vie fœtale peut avoir une grande influence sur la détermination qu'on est appelé à prendre; lorsqu'il s'agit de grossesse extra-utérine, il n'en est pas de même, tout doit tendre à arrêter le développement du fœtus. Le danger pour la mère s'accroît de jour en jour, et quand bien même le fœtus, arrivé au terme de 9 mois, cesserait de vivre spontanément, sans amener une de ces ruptures du kyste si fatales pour la mère, ce qui a été observé un certain nombre de fois, les douleurs violentes que la présence de cette tumeur volumineuse développe chez elle déterminent trop souvent un état de marasme, d'épuisement, qui aboutit à une agonie longtemps prolongée. Une autre terminaison est encore à redouter, c'est l'inflammation tardive du kyste, et sa rupture dans le péritoine, sa rupture dans des organes voisins, et la mort de la femme par péritonite ou par épuisement à la suite de suppurations incoercibles.

J'ai dit combien le diagnostic de la grossesse extra-utérine était obscur, même presque impossible, à son début : cela tient non-seulement à l'insuffisance de nos moyens d'investigation, mais encore à ce qu'elle n'est pas même soupçonnée et que nous ne sommes pas appelés à la constater. Vers l'époque où l'auscultation révèle les battements du cœur du fœtus, il est déjà possible parfois d'arriver à une presque certitude ; il suffit de constater l'existence d'une grossesse, en même temps que la vacuité de la cavité utérine (ce qui peut être démontré, lorsque les autres éléments de conviction en ont donné la presque certitude), au moyen de l'hystéromètre.

A cette époque, il n'y a pas à hésiter, il faut agir sur le fœtus. Mais ici commencent les difficultés ;

le principe est bien accepté par tous les auteurs, seulement les moyens d'action leur manquent complétement, et je ne citerai que pour mémoire les frictions mercurielles, qui auraient donné un succès à M. Schlesier (thèse Jessé, 1855, n° 233); les pilules d'ergot de seigle, employées par Ritgen dans une étrange observation publiée en 1841 (*Journal de Siebold*, t. III, 2e cahier); l'électricité, les saignées, etc. Il est peu probable qu'on arrive à modifier la vitalité de l'enfant en agissant sur l'état général de la mère, et les agents qui peuvent amener de prétendues contractions dans les parois du kyste seraient plutôt de nature à aggraver le danger qu'à le rendre moindre.

Il m'a semblé cependant qu'il était possible de pénétrer directement dans l'œuf et d'agir sur le fœtus, sans faire courir à la mère des dangers sérieux. Voici le moyen qui me paraît propre à remplir cette double indication.

On sait quelle est la tolérance des tissus pour les ponctions capillaires; on sait qu'elles ne réveillent pas de sympathies notables, même dans les organes qui ne permettent aucune intervention chirurgicale, et dont la moindre lésion par les instruments ordinaires fait courir au malade les plus sérieux dangers.

On sait également quelles ressources puissantes la chimie moderne nous a fournies par la découverte des alcaloïdes, qui, sous un volume infiniment petit, produisent dans l'organisme des effets si redoutables; on sait que quelques centigrammes d'atropine ou de strychnine déterminent des phénomènes d'intoxication.

Ce sont ces éléments: ponction capillaire et strychnine ou atropine, que je propose d'employer pour amener la mort du fœtus.

Une grossesse extra-utérine a été diagnostiquée, son siége précis est inconnu ; mais la tumeur est accessible par le palper, on en circonscrit la surface, on la fixe, on la rapproche autant que possible de la paroi abdominale en écartant les éléments mobiles qui peuvent la masquer, et, au moyen d'un trois-quarts capillaire, de la seringue de Pravaz, on pénètre dans son intérieur, et on fait une injection d'un centigramme d'atropine délayé dans quelques gouttes d'eau.

Il peut arriver deux choses: ou le liquide a pénétré dans le fœtus lui-même et la mort est presque immédiate, ou il a pénétré seulement dans les liquides de l'œuf; alors il est probable que bien qu'il n'existe point un échange actif des éléments du liquide amniotique avec les éléments de la circulation fœtale, il y aura une absorption suffisante pour déterminer la mort du fœtus. Si par hasard l'opération échoue, à cause de la dilution trop grande du sel injecté dans le liquide amniotique, on pourra la réitérer jusqu'à ce que le trois-quarts touche directement le produit de la conception.

Mais l'injection du liquide ne pourrait-elle point avoir pour la mère un effet dangereux ? Je ne le crois en aucune manière, d'abord parce qu'on peut n'administrer qu'une dose insuffisante pour déterminer une intoxication sérieuse chez une adulte, et cependant assez élevée pour tuer le fœtus. De plus le liquide amniotique, qui certainement est en rapport d'absorption avec la mère, ne pénètre que d'une manière lente dans l'organisme maternel, et l'alcaloïde serait absorbé par fractions si faibles qu'il serait impossible qu'il en résultât le moindre risque. La ponction capillaire pourra encore éclairer le diagnostic en permettant de constater la présence de l'eau de l'amnios ; on pourrait même peut-être, par ce moyen, extraire ce liquide, et, par cette extraction, entraver sérieusement les fonctions du fœtus en modifiant le milieu dans lequel il doit se développer.

Il est possible, du reste, avant de pratiquer cette opération sur la femme, de s'assurer, sur des animaux en état de gestation, qu'elle ne fait point courir aux opérés des dangers imprévus.

J'entrevois pour ce procédé une autre application qui, bien que rare, se présente un peu plus souvent que celle que je viens de signaler.

Dans certaines grossesses normales les femmes sont parfois atteintes de vomissements dits incoercibles, qui peuvent acquérir une gravité telle que la mort en devient la conséquence. Dans ces cas, lorsque la vie de la mère est sérieusement menacée, on a recours à un moyen extrême, l'avortement provoqué; car la mort de l'enfant ou son expulsion mettent fin aux accidents. Cependant il arrive parfois qu'une temporisation trop longtemps prolongée prive le praticien de cette extrême ressource; la malade est arrivée à cette limite ultime où la vie, près de s'éteindre, ne peut plus supporter la moindre secousse, où la malade ne possède pas une puissance de réaction suffisante pour qu'on lui fasse subir une opération.

Dans ces cas, le chirurgien s'abstient et la femme succombe.

Cependant, s'il était possible de déterminer presque subitement la mort de l'enfant, il est probable, et quelques faits heureux semblent le démontrer, que les vomissements s'arrêteraient immédiatement, et que la femme pourrait reprendre assez de force pour qu'un peu plus tard l'expulsion du fœtus pût s'accomplir avec moins de danger.

L'injection capillaire pourrait peut-être remplir cette indication.

Mais je dois quitter les espérances de la théorie, pour rentrer dans le triste domaine de la réalité.

Une grossesse extra-utérine est arrivée à terme, l'enfant est vivant; des contractions, des douleurs analogues à celles de l'accouchement, semblent annoncer le commencement d'un travail qui ne peut se terminer : que faut-il faire?

Si on ne consulte que les intérêts de la mère, il faut s'abstenir : l'extraction ne peut avoir lieu que par l'incision abdominale ou vaginale, c'est la mort presque certaine; les complications de la délivrance rendent l'intervention bien plus dangereuse encore que dans l'opération césarienne, car là on ne peut compter sur une rétractilité qui détache le placenta et oblitère les vaisseaux maternels. Il faut donc s'abstenir de délivrer et subir les chances de l'expulsion tardive du placenta. Les succès de l'opération du côté de la mère sont assez peu nombreux pour qu'on puisse les compter.

L'expectation offre une proportion infiniment plus considérable de cas heureux, et si des femmes sont mortes de douleur, d'épuisement, sans lésions des kystes, il en est d'autres qui ont pu fournir une longue carrière après la mort du fœtus; il en est d'autres, plus nombreuses encore, qui ont survécu après l'expulsion des débris du fœtus à travers des ouvertures spontanées. Dans l'intérêt de la mère, il ne faut donc point pratiquer d'opération.

Mais l'enfant est vivant, et l'opération peut lui conserver ses droits à l'existence.

Dans ces conditions, il faut opérer. La conduite serait évidemment la même si on pouvait, après un kyste rompu, constater que l'enfant existe encore :

Dans le cas où le fœtus est mort, il faut s'abstenir et abandonner la femme aux chances de l'enkystement et de la grossesse abdominale secondaire. Quant aux palliatifs et à la médecine des symptômes, ils auront au moins l'utilité de donner quelque espoir aux malades.

On a admis que l'enfant développé en même temps dans la trompe et dans l'utérus pouvait être extrait par une intervention manuelle; mais les faits qu'on en cite, mais les auteurs qui les présentent, n'ont pas une autorité suffisante pour faire oublier la presque impossibilité d'une semblable terminaison.

Il est probable que dans ces cas, on a eu affaire à des erreurs de diagnostic.

Je n'ai rien à dire du manuel opératoire; seulement je rappellerai qu'on a voulu pénétrer dans le kyste au moyen des caustiques, et que le résultat n'a pas été plus heureux que par l'instrument tranchant.

L'expectation me paraît être, au moins dans de certaines limites, la conduite la plus sage à tenir en présence d'une grossesse extra-utérine à terme. L'erreur de diagnostic pourrait avoir des conséquences terribles si on songeait à l'opération, et le souvenir d'une observation communiquée à la Société de chirurgie, le 28 juillet 1852, est de nature à faire réfléchir les plus intrépides opérateurs. Le matin, un accoucheur distingué marquait sur la femme le siége et la longueur de l'incision à pratiquer pour la gastrotomie, et dans la journée..... la femme accouchait naturellement.

VIIIe CLASSE.

Dystocie par réunion ou fusion d'une partie du fœtus avec la matrice ou les éléments de l'œuf.

ADHÉRENCES DU FOETUS A LA MATRICE.

Cette cause de dystocie fœtale est rare, puisqu'elle a complétement échappé à l'attention de nos classiques; cependant les cas que j'en rapporte sont assez concluants pour me permettre d'en faire une classe nouvelle.

J. Hall, dans un cas où la terminaison du travail se faisait attendre, introduisit la main dans l'utérus, et trouva une tumeur pyriforme, constituée par la paroi interne de l'organe, qui était attirée en dedans par une bride adhérente au prépuce et au scrotum de l'enfant L'accouchement se termina le lendemain, après la rupture de cette bride. (*London med. gaz.*, juin 1839.)

J. Steinmetz, dans un cas de présentation du siége, après des efforts de traction énergiques et inutiles, introduisit la main dans l'utérus, et rencontra une adhérence intime entre l'épaule droite du fœtus et la partie correspondante de l'utérus. On pratiqua l'opération césarienne; la femme succomba pendant l'opération. On trouva alors une fusion complète entre la paroi utérine et les éléments du fœtus; les ovaires et la matrice étaient hypertrophiés. On ne fit aucune recherche sur le cadavre du fœtus. Pendant la gestation et vers le sixième mois, la femme, à chaque mouvement de l'enfant, éprouvait de violentes douleurs dans la partie droite du bas-ventre, là où se sont faites les adhérences. (*Gazette médicale d'Autriche*, 1843, n° 15.)

ADHÉRENCES DU FOETUS AU PLACENTA.

Fœtus de 7 mois avec adhérence au placenta, par Robert Lee.

Le fœtus dont la malconformation forme le sujet du présent mémoire a été envoyé par l'auteur, M. W. Highmore, de Lherborne. Sitôt reçu, on en a dessiné la tête et on a présenté le dessin à la Société avec la description détaillée.

Les vaisseaux du fœtus et le placenta ayant été injectés avec soin, on a divisé le cuir chevelu d'une oreille à l'autre, et on a trouvé la dure-mère immédiatement en contact avec la peau, tous les os de la voûte du crâne faisant défaut. Le péricrâne et la dure-mère, à la partie supérieure de la tête, étaient presque tout à fait occupés par un grand plexus d'artères et de veines dilatées, injectées comme un nævus. Le cerveau et ses membranes étaient sains. Le placenta était uni à la partie frontale par une bande large de trois quarts de pouce et longue de 1 pouce et demi, formée par l'amnios et le chorion, et dans laquelle les membranes du cerveau faisaient saillie à travers une ouverture large comme le bout du doigt. Quoique l'auteur assure qu'il est impossible de fixer à quelle époque s'est produite l'adhérence du placenta à la tête du fœtus, il croit cependant, comme chose probable, que le cordon ombilical et la bande en question se sont formés à peu près en même temps, et à une époque peu avancée de la vie embryonnaire, lorsque l'amnios et l'embryon étaient en contact, et avant la fin de la cinquième semaine à partir de la conception.

Le mémoire se termine par une énumération des cas les plus remarquables, qui ont été rapportés, d'adhérences du placenta à la tête ou au corps du fœtus. (*Lond. med. gaz.*, 1839, t. XXIII, p. 794.)

J'ai trouvé dans Portal (*Pratique des accouchements*, p. 194, 1685) une observation d'adhérence du fœtus au placenta que je n'ai vue reproduite nulle part; elle est fort courte, mais elle est accompagnée de deux planches bien faites, qui donnent de meilleurs éléments d'appréciation qu'une longue description. L'enfant appartient à la variété de monstres appelés par Geoffroy *notencéphaliens;* il présentait du reste la torsion des membres inférieurs, si souvent notée dans ce genre de monstruosité; une bride, partant du pariétal droit et allant adhérer au placenta, est indiquée sur la planche comme formée par le chorion et l'amnios. Voici l'observation de Portal :

« Un vendredi 21e jour du mois de novembre 1671, une sage-femme m'ayant fait appeler pour la secourir dans un travail fâcheux dans la rue du Chêne, où étant arrivé je touchai la malade, et je sentis que l'enfant présentait la nuque du cou. Alors je graissai mes doigts de la main droite que j'introduisis doucement dans les parties de la malade, et je tournai l'enfant, que je tirai par les pieds, comme j'ai dit ailleurs. L'ayant tiré et délivré la malade, je considérai cet enfant, que je trouvai mort, dont voici la figure..... »

M. Costallat a présenté à l'Académie de Médecine (séance du 23 octobre 1832) un fœtus dont le placenta s'insérait sur la ligne médiane de sa face, depuis les fontanelles jusqu'à la voûte palatine; plusieurs brides, vestiges de membranes anciennement étendues, se voyaient répandues sur la tête, les bras et le corps; il existait un *spina bifida* au sacrum; la tête ne pouvait se courber sur sa tige vertébrale, et formait une ligne droite avec le cou.

L'absence de détails relatifs à l'accouchement ne permet pas d'affirmer qu'il y a eu dystocie.

Union du fœtus au placenta ; gibbosité. — Il existe dans *Medico-chirurgical transactions* (1818, p. 443) une observation de Breschet, qui ne me paraît pas avoir été traduite ou publiée en français et qui présente des particularités assez curieuses. L'auteur se contente de dire que le travail n'a duré que quelques heures ; il ne mentionne pas si une intervention manuelle a été nécessaire.

Dans ce cas, qui est survenu à la Maternité de Paris, l'enfant vécut quelques minutes. Le placenta était soudé à la paroi abdominale; de plus, la région lombaire présentait une déviation vertébrale, par suite de courbures de l'épine, dont l'auteur ne fait pas connaître le rayon.

Adhérence du fœtus au placenta. — Chaussier a présenté à l'examen des membres de la Société, dans la séance du 9 janvier 1817, un fœtus difforme, qui était à terme. Il avait donné des signes de vie;

ses membres abdominaux étaient renversés sur le dos, et les parois de l'abdomen étaient attachées directement au placenta. (*Bulletin de la Faculté*, t. VI, p. 310.)

Adhérence du fœtus au placenta. — M. Lauray, médecin à Châtellerault, écrit à l'Académie pour lui faire part d'un fait singulier. Appelé auprès d'une femme en couches, il reconnaît bientôt que le fœtus présentait le bras ; il fait la version, et il amène un enfant dont le cuir chevelu était presque confondu avec le placenta : il n'avait, en effet, ni os frontal ni arcade sourcilière ; le reste de la face et même du corps présentait des difformités remarquables ; néanmoins cet être vécut trente-deux heures, sans qu'il fût fait aucune tentative pour séparer le placenta du cuir chevelu. La grossesse se développa sans aucun accident. (*Revue médicale*, 1821, t. II, p. 146.)

Adhérences des membranes de l'œuf au fœtus, observées par le Dr J. Pies, de Mayence. — G..... (Gertrude), 29 ans, délicate, se maria à 23 ans et eut quatre couches dans l'espace de six ans ; les trois premières furent régulières ; il n'en fut pas de même de la quatrième. La grossesse avait eu cela de particulier, que les mouvements du fœtus avaient été douloureux et plus fréquents que de coutume. Le 9 novembre, à sept heures du matin, les douleurs commencèrent. A onze heures, perte de sang ; à quatre heures, écoulement des eaux, diminution de l'hémorrhagie. L'auteur est appelé à cinq heures. Il trouve cette femme très-faible ; sueurs froides, pouls à peine sensible ; depuis la perte des eaux, les mouvements du fœtus avaient cessé. Une main se présente à l'orifice utérin ; l'accoucheur cherche à faire la version par les pieds, mais il ne peut y parvenir ; il s'aperçoit, en allant à la recherche des pieds, que le cordon ne bat plus ; il réussit cependant à attirer les deux extrémités jusqu'à l'orifice utérin, mais il ne peut amener le fœtus. Il fait alors placer la femme sur les genoux et sur les coudes, et opère avec assez de facilité la version sur la tête. Le placenta sortit avec l'enfant, et l'auteur vit alors que l'arrière-faix adhérait au corps du fœtus. Celui-ci présentait plusieurs difformités : hémicéphalie, bec-de-lièvre avec fente du palais, *spina bifida ;* pieds bots ; ankylose et courbure de l'un des coudes. Le cordon ombilical n'avait que 6 pouces de longueur. L'enfant était uni au placenta par des lambeaux de peau irréguliers, longs et larges, semblables aux enveloppes de l'œuf, et qui prenaient leur origine aux bords de l'arrière-faix. La plus grande bride avait environ 5 pouces de lougueur ; elle se continuait avec la peau du dos, au niveau de la première vertèbre dorsale ; la deuxième bride se détachait de la première, elle était un peu plus longue et se fixait au bras gauche ; la troisième était située sur la tête de l'enfant ; elle fut déchirée lors de l'extraction. L'accouchée se rétablit promptement. (*Gazette médicale de Paris,* 1851, p. 692.)

Dans les cas d'adhérence du fœtus aux annexes, la dystocie est moins évidente, on ne l'a pas notée dans tous les cas ; mais il me suffira de rappeler que la brièveté du cordon est acceptée par tout le monde comme une cause très-active de dystocie, pour qu'on admette comme plus sérieuse encore la soudure du fœtus au placenta, car il faut nécessairement que le placenta se détache complétement plus ou moins longtemps avant l'expulsion du fœtus.

L'intervention consistera, si l'on reconnaît cette

anomalie, à faire l'extraction du fœtus aussi rapidement que possible après le décollement du placenta.

IXe CLASSE.

Dystocie par difformités du fœtus.

ANKYLOSE DU FOETUS.

La seule observation d'ankylose notée dans les auteurs est celle, rapportée par Busch, d'un fœtus dont les membres furent brisés dans les efforts de l'extraction (*Neue Zeitschrift für Geburtskunde*, tome V, p. 190).

Siebold, dans son journal (t. VIII, p. 2), donne une observation de Jaenecke, qui a extrait, au moyen du forceps, chez une primipare bien conformée, un enfant qui présentait une ankylose des deux coudes de l'articulation scapulo-humérale droite et dont les fontanelles étaient ossifiées.

Hohl a observé plusieurs cas d'ankylose analogue à celui de Busch; ils sont consignés dans un travail publié par lui sur la dystocie provenant du fœtus (*Die Geburten*, etc., de la page 1 à 230; Halle, 1850).

Braun en a vu un semblable; ce cas est rapporté dans la *Nouvelle gazette pour les accouchements* (t. XVIII, p. 302; Berlin).

Bird (*Journal de Boston*, t. XI, n° 16) a observé

une ankylose des deux genoux dans l'état de flexion; l'intervention a été nécessaire.

Werner a publié une observation très-curieuse d'un enfant dont la jambe, luxée de manière que sa face antérieure fût en rapport avec la face antérieure de la cuisse, était ankylosée dans cette situation (Hohl, p. 480).

M. Bécourt, dans la séance de la Société médicale du Haut-Rhin, du 15 octobre 1845, fait une communication sur un cas de fœtus hydrocéphale dont il perfora la tête. Après cette opération, comme l'engagement ne pouvait se faire, il dut recourir à la version, qui offrit de grandes difficultés; l'obstacle venait surtout de ce que l'un des genoux du fœtus était ankylosé. (*Gazette médicale de Strasbourg*, 1846, p. 25.)

Fleischmann (*de Vitiis congenitu circa thoracem et abdomen,* p. 8 et 9, in-4°; Elengen, 1810) cite des cas de scoliose chez le fœtus. Malheureusement il ne s'occupe de cette lésion qu'au point de vue anatomo-pathologique et nullement au point de vue de l'accouchement.

DÉVIATIONS DE LA COLONNE VERTÉBRALE.

Fœtus gibbeux. — Une femme, à terme d'une quatrième grossesse, était en travail depuis cinq jours, les eaux étaient écoulées depuis trois. Le toucher montra que l'enfant était hydrocéphale, le crâne vidé. On en fit péniblement l'extraction au moyen du forceps; mais, après l'expulsion de la tête et des épaules, des tractions énergiques furent faites sans résultat ; réitérées avec plus de violence, l'enfant fut extrait. Une saillie semi-ovalaire, ayant 2 pouces de diamètre dans un sens et 15 à 18 lignes dans l'autre, formait une gibbosité à la région lombaire. C'était cette tumeur qui, accrochée au pubis, avait empêché l'expulsion du fœtus. (Nivert, *Arch. gén. de méd.*, 1re série, t. XIII, p. 618.)

Fœtus gibbeux.—On trouve dans la *Lancette française* (1832, p. 293) une observation longuement détaillée de Montault, relative à un cas de dystocie produite par une déviation vertébrale.

La nommée Sellier se présente à l'Hôtel-Dieu, pour accoucher, le 2 mars 1832. Le col dilaté, les membranes rompues, on reconnut une présentation avec procidence du bras. M. Montault constata avec surprise que les intestins de l'enfant pendaient hors de la vulve.

Une tentative impuissante de version permit d'observer une chose non moins étrange, c'est que les talons du fœtus, renversés sur son plan postérieur, touchaient l'occiput ; l'enfant était courbé en cercle. Après de nombreuses tentatives, on finit par abaisser le bassin, et on fit enfin l'extraction des membres inférieurs, puis du reste de l'enfant. Il avait succombé pendant le travail. En outre de l'éventration que j'ai signalée, il avait un arrêt de développement du bras gauche, et quelques anomalies des organes internes qui n'ont point d'importance au point de vue que j'examine. Outre la courbe en arrière qui avait donné au fœtus une position si étrange dans la matrice, il en existait encore une du côté gauche, en sorte que l'épaule de ce côté touchait presque la hanche correspondante. Cette incurvation était à convexité tournée à droite et en avant ; les côtes du côté gauche étaient rapprochées et même confondues, les droites distinctes et abaissées.

Ce fait est remarquable parmi ceux assez rares que possède la science ; la double incurvation de la colonne vertébrale était poussée à un degré si considérable qu'on comprend les difficultés qu'a présentées le travail. Il est intéressant à un autre point de vue, c'est qu'il nous montre l'enfant dans une position qui avait bien été signalée dans les opérations par les anciens auteurs, mais que jamais on n'avait observée sur le vivant, l'incurvation sur le plan postérieur, excepté cependant dans le cas de Capuron que j'ai signalé tout à l'heure.

Enfin, à l'instant de mettre sous presse, je reçois du très-savant professeur Stoltz une lettre dont j'extrais la phrase suivante :

« Il n'y a pas de doute que les gibbosités peuvent être congénitales; j'en ai moi-même observé un cas qui a donné lieu à une version et à une extraction difficile. »

Je pense que les faits de dystocie par ankylose des membres et gibbosités du fœtus que j'ai cités sont assez nombreux pour que j'aie le droit de créer une nouvelle classe de dystocie sous ce double titre.

Hohl, dans son *Manuel des accouchements*, p. 696, donne l'indication bibliographique de 13 cas semblables ou analogues qui ont nécessité l'intervention.

1° Monstruosités par défaut.

Dans les cas d'acéphalie, l'accouchement peut se terminer spontanément. Ordinairement l'enfant vient par les pieds, mais parfois l'acéphale présente un développement très-volumineux des épaules et du ventre, et dans un cas de Ch. Meyer, relaté dans le *Bull. de la Soc. des acc. de Berlin* (p. 126, 1re année), on a été obligé de pratiquer l'embryotomie pour une monstruosité de ce genre. Is. Geoffroy-Saint-Hilaire (*Traité de tératologie*, t. II, p. 246) dit que « le volume considérable des fœtus pseudencéphaliens rend nécessairement très-laborieux l'accouchement de leurs mères. » Comme il ne cite aucun fait, je dois me borner à mentionner l'opinion de Geoffroy. Quelques auteurs ont également voulu considérer l'absence de membres comme une cause de dystocie qui rend l'intervention très-laborieuse, et Peu raconte (p. 464) qu'il eut beaucoup de peine à tirer avec le crochet un enfant qui ressemblait à un *oiseau de rivière habillé pour la broche*. Il dut recourir au crochet, parce qu'il ne trouvait que des bouts d'ailes où il pensait trouver des bras. Hohl croit aussi que la scrofulose, qui rend les os cassants, est une complication des manœuvres. Je note simplement ces affirmations, sans y attacher beaucoup d'importance.

Xe CLASSE.

Ruptures et lésions par causes fœtales.

J'indiquerai simplement les lésions de cette nature qui sont dues au fœtus. Son volume considérable peut, comme dans les cas d'emphysème, amener des ruptures du vagin; cela a été observé deux fois par Merriman.

La vulve peut être lésée par le même mécanisme et la rupture comprendre le périnée. Lorsque la tête se présente au détroit inférieur en occipito-postérieure non réduite, cet accident peut se produire également; on a même observé dans quelques cas la déchirure centrale du périnée et le passage de l'enfant entre les deux sphincters.

On peut encore considérer comme lésions traumatiques dues au fœtus les contusions, les gangrènes et les fistules consécutives, déterminées par son séjour trop prolongé au-dessus du détroit supérieur ou dans l'excavation après la rupture des membranes.

Quelques auteurs anciens pensaient que le fœtus pouvait déterminer par ses mouvements la rupture de la matrice saine; je note pour mémoire cette opinion, que personne n'accepte aujourd'hui.

XIe CLASSE.

Dystocie causée par des tumeurs appartenant au fœtus.

Il serait difficile de classer dans un ordre anatomique les tumeurs qui se développent à la périphérie du fœtus ; leur nature est fort diverse, et, dans les cas que j'ai rencontrés dans les auteurs, l'examen n'en a pas toujours été fait avec assez de soin pour qu'on puisse déterminer d'une manière exacte quels en sont les éléments ; on peut au moins déterminer approximativement les régions où elle se développe le plus fréquemment.

C'est surtout vers la base de la colonne vertébrale qu'on les observe, plus rarement à la tête ou à la région cervicale. Leur forme et leur consistance auront certainement donné lieu à plus d'une erreur de diagnostic, et, dans bien des cas, on aura cru avoir affaire à une grossesse gémellaire avec engagement prématuré de la tête du second fœtus causant l'arrêt du travail.

Le mode d'intervention ne peut être prévu d'avance, on doit s'inspirer des circonstances ; cependant il est un principe qu'il ne faut pas perdre de vue, c'est qu'en cas de monstruosité ou d'anomalie du fœtus, tous les soins doivent être dirigés vers la conservation de la mère, et l'existence de l'enfant sacrifiée à son salut.

Dans le plus grand nombre des cas, ces tumeurs

sont liquides, et une ponction en débarrassera le fœtus. Le meilleur moyen d'étudier l'action qu'elles peuvent avoir sur le travail est d'en réunir un grand nombre. C'est ce que j'ai fait. L'enseignement qu'on pourra tirer de l'étude des observations sera plus profitable pour la pratique que les théories que je pourrais exposer.

Tumeur de la région sacrée, observée par Peu. — Un autre enfant me donna plus de peine, quoique la mère ne fût enceinte que de sept mois ; en sorte même que je me trouvai obligé à la faire changer de situation, et retourner sur le ventre. Ce qui faisait la difficulté était une tumeur de figure ronde, deux fois plus grosse que la tête de l'enfant, située au bas de son épine, et qui occupait l'os sacrum et le coccyx. La plus grande partie de la matière dont elle était composée ressemblait à celle des loupes, et le reste était une quantité d'eau que je fis écouler par l'ouverture de la tumeur ou de la peau qui la couvrait, après quoi j'eus plus de facilité pour achever mon opération. Je disséquai ensuite ce corps étranger, au fond duquel je trouvai un canal gros comme le petit doigt, rempli d'un sang noir qui passait entre les os que j'ai dit, et traversait le bas-ventre, allait se rendre à la veine cave descendante par plusieurs principes. (Peu, *la Pratique des accouchements,* liv. II, p. 469.)

Le canal qu'il signale à travers les os et la quantité d'eau qui s'en écoule feraient croire qu'il s'agit ici d'un *spina bifida;* mais, dans les observations anciennes, la brièveté des détails ne permet pas toujours de reconnaître exactement la nature des choses.

Kyste séreux de la paroi abdominale.— Mme M....., âgée d'environ 30 ans, déjà mère de plusieurs enfants, était depuis plusieurs heures dans les douleurs de l'enfantement, lorsque son accoucheur fut appelé le 9 mai 1832.

La poche des eaux était percée depuis la veille; la tête et le tronc de l'enfant, jusqu'au sacrum, avaient traversé le col de la matrice; l'enfant était évidemment mort. L'utérus, depuis plusieurs heures, était dans l'inertie, et malgré la sortie de presque tout le tronc du fœtus, le ventre de la mère n'était point affaissé, et l'on voyait à l'épigastre une tumeur arrondie qu'on ne pouvait palper que bien légèrement, eu égard aux douleurs qu'en éprouvait la malade. L'accoucheur procéda au toucher: du côté droit du bassin, l'introduction de la main était absolument impossible; du côté gauche, elle pénétrait assez facilement. L'index étant donc glissé dans l'utérus, on reconnut que le bassin du fœtus n'en était pas encore sorti, et qu'il existait une masse unie à l'enfant qui paraissait être l'obstacle qui empêchait sa sortie.

Après quelques tractions inutiles, on fit appeler plusieurs médecins des environs, qui décidèrent qu'il fallait ponctionner la tumeur; mais cette ponction fut reconnue impraticable. On recourut donc à de nouvelles tractions qui amenèrent le tronc de l'enfant; on tira ensuite sur les deux jambes, dont une était sortie depuis longtemps. On sentit une vive résistance vaincue, et des flots d'un liquide jaune et limpide se répandirent dans l'appartement. On vit alors que la difficulté était venue d'une hydropisie enkystée du fœtus. La tumeur, du volume de la tête d'un adulte, s'étendait en haut à 1 pouce et demi au-dessus du nombril, en bas au pubis, et latéralement aux hypochondres; elle était située entre les téguments et les muscles abdominaux, et formée d'un tissu cellulaire condensé et parsemé d'appendices d'apparence adipeuse.

La mère se rétablit. (*Gazette médicale*, 1833, p. 418.)

Cette observation, la seule de cette nature, relativement au siége de la tumeur, que j'ai rencontrée, montre que dans certains cas non-seulement le diagnostic est impossible, mais que l'intervention n'est guère plus facile que le diagnostic.

Tumeur de la région périnéale. — Baudelocque (*l'Art des accouchements*, t. II, p. 257) rapporte l'observation suivante : « J'ai vu une tumeur dont les dimensions surpassaient de beaucoup celles de la tête d'un fœtus à terme, ayant 5 pouces de longueur et 4 pouces d'épaisseur en tous sens ; elle était placée au bas du tronc et pendait entre les cuisses. Sa nature était fongueuse et stéatomateuse ; sa surface, garnie d'un très-grand nombre de veines, présentait le même aspect que la surface du cerveau recouvert de la pie-mère, tant la peau était devenue mince et transparente. La tête traversa, sans beaucoup de difficultés, le canal du bassin; mais j'en éprouvai de grandes à extraire le tronc, et, malgré tous mes soins, l'enfant périt au passage. N'ayant plus rien à ménager de ce côté, je proportionnai mes efforts à la résistance que j'éprouvai ; les téguments de la tumeur se déchirèrent, elle s'allongea et s'accommoda à la forme du bassin. »

J'aurais voulu que Baudelocque indiquât au moins s'il avait fait quelques tentatives pour assurer son diagnostic et pour se débarrasser de l'obstacle autrement que par tractions à outrance. S'il n'avait, comme il le dit, plus rien à ménager du côté de l'enfant, il avait encore les intérêts de la mère à sauvegarder, et si l'on est excusable, à la rigueur, de recourir à la force aveugle, qui peut avoir pour la mère de fâcheuses conséquences, ce n'est qu'après avoir tenté vainement une opération sur le fœtus.

Piett, dont il rapporte l'observation, fut plus heureux ou plus prudent en ouvrant la tumeur qui faisait obstacle à l'accouchement.

Observation de Piett. — Piett fit voir à l'Académie de chirurgie, en 1787, un enfant qui portait une tumeur bien plus grosse encore, qu'il fallut ouvrir pour achever d'extraire cet enfant : il en évalua le diamètre à 1 pied. Elle était formée de deux lobes en bas, dont l'un était plus petit que l'autre. Le kyste, recouvert de téguments, distendu et desséché à l'instant où j'ai fait dessiner cette tumeur, présentait encore les dimensions suivantes : sa largeur d'une cuisse à l'autre, et au-dessus de sa division en deux lobes, était de 9 pouces et demi, et sa hauteur de 7 pouces et demi; la largeur du grand lobe et son épaisseur de devant en arrière, de 8 pouces 8 lignes; la largeur et l'épaisseur du petit lobe, 4 pouces et demi.

Tumeur de la région cervicale. — Femme primipare, au terme de huit mois, accouche, au moyen du forceps, d'un enfant qui portait sur le côté droit du cou une tumeur du volume du cerveau d'un fœtus à terme; elle avait un pédicule de 8 à 9 lignes ; sa surface était sillonnée de nombreux vaisseaux variqueux; sa consistance était celle d'un lipome. A l'intérieur on trouva un tissu facile à déchirer, d'un blanc-jaune, parsemé de points noirs qui étaient les orifices des vaisseaux béants; au centre une petite cavité pleine d'une matière gélatineuse et d'un caillot sanguin. L'enfant vécut cinq heures. (*Revue médicale*, 1828, t. IV, p. 562.)

Tumeurs périnéales observées par M. le professeur Depaul. — Notre savant maître a donné, dans son mémoire *sur la rétention d'urine chez le fœtus*, page 5, une note sommaire sur deux enfants dont la naissance avait offert quelque difficulté et qui présentaient entre les cuisses une tumeur ovalaire presque aussi volumineuse que leur tête, entièrement distincte des parties génitales, naissant et paraissant se perdre dans le tissu cellulaire profond du périnée, et qu'une dissection attentive a fait reconnaître pour être constituée par du tissu encéphaloïde.

Tumeur de la région pubienne. — Une femme d'environ 32 ans, saine et robuste, ayant déjà eu quatre couches heureuses, devint enceinte pour la cinquième fois. Lorsqu'elle fut arrivée au terme de sa grossesse, à peine les premières douleurs se firent-elles sentir qu'elles devinrent excessives : leur durée et leur fréquence avaient quelque chose d'extraordinaire. A la rupture des membres, on reconnut une seconde position de la tête ; celle-ci franchit la vulve, suivie de la partie supérieure du tronc ; mais la partie inférieure avait tant de peine à sortir, que la sage-femme fut obligée d'appeler à son aide. La main droite, introduite par-dessus l'abdomen de l'enfant, reconnut une tumeur énorme, qui partait de la région sus-pubienne et formait une espèce de coin entre ses cuisses ; cette tumeur était dure, distendue, et élastique comme la poche des eaux dans le fort des douleurs. En cherchant à la comprimer fortement avec l'index, elle se rompit tout à coup, laissant écouler un liquide semblable à celui de l'amnios et en tout aussi grande quantité ; alors l'accouchement put se terminer sans peine. L'enfant était vivant : c'était une fille. La tumeur offrait les caractères suivants : elle était formée par un prolongement de la peau du bas-ventre et de la partie supérieure des cuisses ; son volume était assez considérable pour lui permettre de tomber jusque vers le milieu des jambes ; elle pouvait contenir au moins 2 pintes d'eau. L'orifice de la vulve était placé directement sous cette tumeur. Du reste, la petite fille était bien conformée ; elle mourut peu d'heures après sa naissance. (Ozanam, *Journal général de médecine*, t. LX, p. 33.)

Tumeur cervicale.—Le Dr Chalmer fut appelé près d'une femme qui était en travail depuis longtemps : il y avait déjà une heure que la tête était au dehors ; un bras l'avait accompagnée ; on alla chercher l'autre, puis les pieds, et cependant l'enfant ne pouvait être séparé de la mère. A l'aide du toucher, on reconnut comme une seconde tête qui, fixée immobile derrière le pubis de la mère, attenait au fœtus par une base assez large, et semblait un pivot sur lequel il pouvait tourner ; après maintes tractions, l'accouchement fut terminé. L'enfant était mort pendant le travail, car la mère assura l'avoir senti remuer quelque temps avant qu'il eût commencé. La tumeur siégeait au cou, un peu déviée à gauche, et renfermait beaucoup de liquide ; la poche était très-vaste ; les trois premières côtes gauches et la partie correspondante des vertèbres, sur lesquelles la tumeur se trouvait implantée, étaient entièrement détruites. (*The Lancet,* 1828, t. II, p. 638.)

Tumeur du siége. — Femme âgée de 20 ans, entrée à la Clinique le 18 décembre 1835. A terme, l'accouchement par le sommet s'est fait normalement jusqu'à l'expulsion de la tête et de la poitrine ; des tractions assez énergiques amenèrent le reste du corps. Alors on observa une tumeur de 5 pouces 6 lignes dans son diamètre transversal, et de 4 pouces d'avant en arrière ; ses parois rougeâtres sont formées par un prolongement de la peau, sillonnée par des veines; dure, bosselée, elle a l'aspect des tumeurs kystiques liquides, elle est transparente à la lumière. C'était, en effet, un véritable kyste, qui contenait, outre du liquide séro-sanguin cutané, de la matière colloïde et encéphaloïde. Le rectum aplati était refoulé contre la paroi du vagin.

J'emprunte cette observation à M. Kozlowski (th. de Paris, 1836, n° 51).

Le Dr Serrurier a publié dans la *Lancette française* (1833, p. 303) une observation très-curieuse d'une tumeur adhérente à la région coccygienne d'un fœtus et assez volumineuse pour qu'après l'expulsion de l'enfant, elle donnât lieu à un travail spécial et assez laborieux pour sortir à son tour. En effet, elle présentait une circonférence de 52 centimètres et une largeur de 15.

Cette tumeur, qui refoulait le rectum en avant et le coccyx en arrière, était constituée par des éléments multiples, et contenait, outre environ 2 livres et demie de liquide sanguinolent et très-fluide, comme cela est habituel dans ces sortes de cas, deux tumeurs renfermées dans des enveloppes particulières et séparées par une cloison mince, adhérente à la partie inférieure du coccyx. Elles étaient divisées en une foule de loges communiquant ensemble et contenant un liquide purulent; la tumeur inférieure était de consistance lardacée. Quelques noyaux d'ossification se rencontraient dans l'épaisseur des parois des tumeurs, qui ne communiquaient point avec le canal rachidien, et on trouva deux hydatides, l'une dans la masse générale, l'autre près du rectum.

Cette masse, remarquable par son volume, n'a donné lieu qu'à des complications mécaniques, et la femme s'est complétement rétablie.

La nature de la tumeur est assez difficile à saisir à travers la description assez peu histologique de l'auteur de cette communication. M. Lesauvage, dans une lettre publiée (page 320 du même journal), a voulu voir là un fait d'inclusion parasitaire, un développement avorté d'un fœtus, situé dans la région périnéale de son frère. Il s'appuie surtout sur le volume considérable que présentait le placenta. J'avoue que j'hésite à classer ce fœtus parmi les faits de dystocie par inclusion parasitaire, malgré la compétence de M. Lesauvage dans ces questions et l'affirmation si précise qu'il donne sur la nature de ce cas, qui pour lui ne fait aucun doute.

Kyste séreux de la région sacrée.— Le Dr Tanchou observa, en 1828, un enfant qui portait dans la région sacrée une tumeur de 40 centimètres de longueur sur 16 de largeur; elle était sans communication avec le canal rachidien. Cette tumeur était légèrement bosselée, molle et transparente par place. L'enfant, du sexe féminin, fut obtenu vivant. Au bout de quelques jours, la tumeur s'enflamma, s'ouvrit, il en sortit un liquide albumineux qui la remplissait, et l'enfant succomba.

Tumeur de la région périnéale, observée par Duvigneau.

— Le 15 février 1790, je fus appelé pour accoucher la femme du sieur X..... Je la trouvai dans des douleurs faibles. Le volume excessif de son ventre m'obligea à pratiquer le toucher.

Je trouvai la poche des eaux tendue, large, plate, et d'un volume approchant de la tête d'un enfant ordinaire naissant, et l'orifice dilaté à son degré le plus éminent.

Je rompis les membranes pour me prémunir contre l'inertie utérine, ce qui était d'autant mieux indiqué que l'organe contenait un poids de 57 livres, suivant le détail ci-après. Je reconnus que l'enfant était dans une situation transversale ; la poitrine répondait à la fosse iliaque droite, et les extrémités inférieures à celle du côté opposé. Ayant amené les pieds à l'orifice et voyant tous mes efforts inutiles pour les faire descendre, je cherchai la cause, qui ne pouvait venir que de l'enfant, puisque j'avais accouché précédemment cette femme trois fois naturellement. Je suivis à cet effet la fesse antérieure de l'enfant jusqu'au ventre, pour reconnaître s'il n'existait pas une hydropisie dans cette partie ; mais, l'ayant trouvée dans l'état naturel, je suivis la fesse postérieure. Je rencontrai une excroissance charnue très-volumineuse, qui me parut être une continuité de l'enfant ; son adhérence était à la partie inférieure du bassin ; elle surpassait l'enfant tant en longueur qu'en grosseur. La consistance de cette tumeur me parut être très-solide et même squirrheuse, par conséquent point du tout propre à se mouler assez pour en espérer la sortie conjointement avec l'enfant.

Toutes mes vues se portèrent donc à séparer la tumeur du corps de l'enfant avec un instrument qui ne pût pas blesser la mère.

Je pris une rugine à long manche. Ayant garni son tranchant de cire pour l'introduire sans crainte, et l'ayant dirigé avec la main gauche, introduite à cet effet et portée jusqu'au principe de l'adhérence, je séparai la tumeur d'avec l'enfant avec toute la facilité possible. Je saisis les pieds avec la précaution que l'art exige. A chaque effort combiné des deux mains, je m'aperçus que l'enfant descendait, entraînant avec lui l'enveloppe et la tumeur. L'extraction de l'enfant fut achevée sans difficulté, la tumeur ensuite, et l'arrière-faix lorsque la matrice eut repris son ressort.

La tumeur prenait son principe dans le petit bassin, entre la vessie et l'intestin rectum, auxquels elle adhérait par les ligaments ordinaires de la matrice.

Il est donc probable que la matrice a fourni le principe de cette tumeur, dont la longueur était de 13 pouces et demi, et la circonférence de 14 pouces et demi; son poids était de 3 livres, dépouillé de son enveloppe.

L'arrière-faix était d'une figure ovale; il avait 15 pouces dans sa plus grande longueur, et 3 pouces d'épaisseur. Son poids était de 3 livres.

La matrice contenait 21 pintes d'eau, mesure de Paris, pesant 42 livres.

Cette femme a eu une suite de couches très-naturelle; son rétablissement a été parfait le dix-huitième jour. (*Journal de méd., chir., pharm.*, etc., octobre 1790, p. 61.)

Il est bien probable que cette tumeur est un cas d'inclusion parasitaire; l'absence de détails précis m'empêche cependant de le ranger dans cette classe

Tumeurs de la région cervicale. — On trouve dans les *Mémoires de l'Académie des sciences* (1754, p. 94) l'observation d'une femme de 32 ans, à sa huitième grossesse, qui accouche à terme d'une fille portant à la partie postérieure du cou une tumeur de 27 pouces de circonférence. Les efforts employés pour vaincre la résistance qu'elle apportait à l'accouchement la déchirèrent, et il s'écoula du sang et quelques fragments de nature cartilagineuse. La tumeur, examinée avec attention, renfermait comme les rudiments d'une base de crâne, et des corps ronds, ondoyants, remplis d'une substance gélatiniforme. L'enfant était mort une heure et demie après sa naissance.

Spina bifida de la région lombaire. — Primipare, 22 ans; grossesse bonne, ventre volumineux. Travail normal, la tête s'engage dans l'excavation et reste immobile malgré les contractions énergiques de la matrice. Une application énergique de forceps amène la tête au dehors, on dégage les bras et les épaules, puis la progression du fœtus est arrêtée par un obstacle invincible. Le chirurgien introduit la main dans le vagin, et reconnaît sur la région lombaire une tumeur du volume de deux têtes d'enfant, molle et fluctuante, qui s'accrochait au détroit supérieur. La femme était épuisée. M. Vinchon perce la tumeur, dont il s'écoula un flot de liquide sanguinolent, et l'enfant est expulsé.

Il vécut quinze heures. L'autopsie n'a pas été faite; mais on sentait à travers la peau un écartement des vertèbres, d'un demi-pouce environ, qui était le point de communication du sac avec le rachis. (*Gaz. médicale,* 1838, p. 366.)

Pseudo-spina bifida (observation de M. Guibout).— Une femme est apportée à l'hôpital, en travail; les deux jambes d'un fœtus passent par la vulve. Les tractions pratiquées en ville n'ont pu l'extraire.

Le toucher fit reconnaître à M. Michon une tumeur pédiculée, remontant au-dessus du détroit supérieur et arrêtant la progression de l'enfant. On passa un lacs sur le pédicule, et des tractions simultanées sur les jambes et le lacs, opérées par deux personnes, amenèrent l'enfant mort ; il avait succombé pendant le travail. La tumeur était irrégulièrement sphérique et avait 20 centimètres de diamètre environ. L'enveloppe était formée par la peau des fesses, et l'anus situé en haut et en avant de la tumeur, qui laisse écouler à la section 1 litre environ de sérosité limpide, légèrement teintée de sang. Les enveloppes sont formées par la peau ; une couche lamelleuse très-fine forme sur le tissu cellulaire une couche fibreuse assez dense, qui semble la charpente du kyste, et enfin une couche de matière séreuse qui tapisse tout l'intérieur de la tumeur, non pas d'une manière uniforme, car il y a sur la partie gauche, en haut, un diverticulum semblant former un second kyste. Ce dernier n'avait pas de communication avec l'autre. La surface interne est parsemée de tractus qui semblent formés par les membranes internes froncées sur elles-mêmes, non par le fait de l'évacuation de la tumeur, car ces plis sont adhérents dans toute leur étendue et ne peuvent être effacés par la distension artificielle.

Le kyste n'a pas de communication avec le canal rachidion, *il est fermé de tous côtés.* La partie inférieure de la région sacrée cependant n'était fermée que par une toile fibreuse peu dense, *ce qui me semble,* dit M. Guibout, indiquer une communication dans les premiers temps de la vie intra-utérine. (*Gazette hebdomadaire,* 1857, p. 396.)

Cette observation mérite qu'on s'y arrête, et tout d'abord on se demande si cette tumeur est véritablement un spina bifida. On n'a absolument aucune raison de l'admettre ; le canal vertébral ne présente pas de lésion dans sa charpente, et la tumeur ne possède aucune communication avec lui. Et puis quel est ce kyste secondaire dont on n'indique pas le contenu et qui s'isole de la cavité d'enveloppe ? quels sont ces tractus qu'on observe à la membrane interne ?

M. Lesauvage affirmerait certainement que cette tumeur contenait un fœtus endocymien, et peut-être aurait-il raison ; mais, à coup sûr, il n'admettrait pas que ce kyste fût un spina bifida, et alors je serais tout à fait de son avis.

Les manœuvres qui ont été pratiquées me semblent peu rationnelles : le diagnostic avait eu assez de précision, la tumeur était assez accessible pour qu'on pût étreindre son pédicule au moyen d'un lacs ; on avait donc pu reconnaître la nature du contenu, et il était formellement indiqué de faire une ponction pour évacuer le liquide. On n'aurait pas eu alors à pratiquer ces tractions à outrance qui n'ont amené qu'un cadavre. Le fœtus serait probablement mort peu après sa naissance, comme cela arrive dans ces cas ; mais au moins la mère, dont on n'indique pas le sort ultérieur, n'aurait point eu à souffrir de violences aussi inutiles qu'irrationnelles.

TABLE.

Pages

www.ingramcontent.com/pod-product-compliance
Ingram Content Group UK Ltd.
Pitfield, Milton Keynes, MK11 3LW, UK
UKHW020234220726
13923UKWH00002B/649